生命伦理视域下
中西知情同意比较研究

冯龙飞 著

清华大学出版社
北京

内 容 简 介

知情同意是临床实践和生物医学研究中尊重患者或研究参与者自主性的一种主要表现形式。从知情同意在中国发展的历史演变来说,尽管知情同意在中国是舶来品,但是自从有了知情同意后,中国社会文化或多或少对知情同意在中国的发展都产生了一定影响,其发展轨迹与西方社会不同。因此,知情同意在中西方形成了两个不同的版本,各方都有自己的立场。

本书在介绍与我国知情同意有关的法律和规章基础上,在充分分析和比较中西方知情同意的发展历程、理论基础、实践模式等方面后,认为中西方关于知情同意的分歧和争论没有必要过度囿于原则,而是应该关注患者和研究参与者的脆弱性,基于对患者和研究参与者的责任,关注他们的福祉,再采取道德特殊主义的思维方式,以分享决策的实践模式来践行知情同意,这既关注了患者和研究参与者的利益,又尊重了患者和研究参与者的自主权。

图书在版编目(CIP)数据

生命伦理视域下中西知情同意比较研究/冯龙飞著.—北京:清华大学出版社,2024.9
ISBN 978-7-302-66191-7

Ⅰ.①生… Ⅱ.①冯… Ⅲ.①医学伦理学-研究 Ⅳ.①R-052

中国国家版本馆 CIP 数据核字(2024)第 098048 号

责任编辑:罗 健
封面设计:常雪影
责任校对:李建庄
责任印制:刘 菲

出版发行:清华大学出版社
　　　　网　　　址:https://www.tup.com.cn,https://www.wqxuetang.com
　　　　地　　　址:北京清华大学学研大厦 A 座　　　邮　　编:100084
　　　　社 总 机:010-83470000　　　　　　　　　　邮　　购:010-62786544
　　　　投稿与读者服务:010-62776969,c-service@tup.tsinghua.edu.cn
　　　　质量反馈:010-62772015,zhiliang@tup.tsinghua.edu.cn
印 装 者:三河市铭诚印务有限公司
经　　销:全国新华书店
开　　本:185mm×260mm　　　　　　　印　张:13　　　　字　数:214 千字
版　　次:2024 年 11 月第 1 版　　　　　　印　次:2024 年 11 月第 1 次印刷
定　　价:99.80 元

产品编号:093631-01

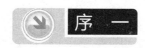 序 一

　　知情同意作为当代生命伦理学中讨论较多的一条原则，在解决生命伦理学领域问题的时候凸显了其独特的价值，然而，也出现了很多争论。本书通过中西方知情同意的对比研究，对中西方知情同意相关立法、规范发展历程进行了对照研究，揭示了其各自知情同意原则发展的历史轨迹。同时，对中西方知情同意理论进行了梳理，明确了自主是知情同意过程中的一个重要因素，但并不是绝对因素。本书突破了传统的道德思维，从强调道德规范和主体行为转向关注行为的主体，强调行为主体的责任。在知情同意中创新性地引入责任伦理。传统的知情同意原则仅仅考虑程序和实质两方面，而这是不够的，责任伦理弥补了这一不足，因为责任伦理可以涵盖道德判断中诸多的实际因素，如心理、情感、文化等，它顾及了患者的福祉，是对不同情况的理性分析，是审时度势的判断，是知情同意原则形而上的体现。同时，以责任伦理为原则，在实践中通过分享决策模式实施知情同意，这不仅尊重了患者的权利，而且能够实现患者的最大福祉。

　　本书本着实事求是的原则，对生命伦理学的研究方法和知情同意案例等进行了全面的阐述和分析，它可以帮助相关医疗人员更加深刻地理解知情同意，并在日常诊疗和临床研究中灵活应用知情同意原则，关注和重视患者和研究参与者的福祉，真正践行医学人文精神。这是一本既科学又实用的著作，可以作为医务工作者和医学研究人员实施知情同意工作的指导用书。

翟晓梅
国家科技伦理委员会委员
中国医学科学院学部委员
国家卫生与健康委员会医学伦理专家委员会副主任委员
北京协和医学院群医学及公共卫生学院教授

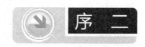

序 二

　　尊重患者和研究参与者的权利及他们的福祉是当今社会共同的责任。然而，如何真正实现患者和研究参与者的自主权利及其最大福祉一直是学界热议的话题。中西方都把知情同意原则作为解决生命伦理领域问题的圭臬，但该原则忽略了现实中的一些重要因素，如给予患者人文关怀，给予紧张的人以安慰等。本书对中西方知情同意原则进行了对比研究，并将责任伦理引入知情同意领域，从强调行为到强调实施行为的人的转变，让分享决策模式成为知情同意的实践模式，这可以进一步保障患者和研究参与者的福祉。

　　本书可以帮助医疗人员及医学科研人员理解知情同意的发展脉络，了解中西方知情同意差异的本质，对灵活解决知情同意在现实中的困境及难题极有裨益。

彭庆星

中华医学会医学美学与美容学分会原会长

中国医师协会美容与整形医师分会原会长

宜春学院美容医学院教授

前　言

　　人体医学试验是现代医学研究中一个至关重要的环节。这类试验的目的通常是为了测试新药物、治疗方法或医疗设备的安全性和有效性。这些试验对推动医学进步、改善公共健康和提高疾病治疗水平至关重要。尽管动物实验可以提供初步信息，但人和动物有种属差异，因此最终仍需通过人体试验来确保治疗方法的有效性，这才是对人类负责任的行为，而且有些药物或治疗方法的长期影响可能无法在动物模型中准确反映，因此需要进行长期的人体监测❶。可见，人体医学试验的目的是为了获得可普遍化的知识，以造福人类。然而，我们是否可以为了多数人的利益而放弃少部分人的利益呢？比如在某一类人群中肆无忌惮地开展人体医学试验，还是说人体医学试验应该遵循一定的伦理规范呢？

　　1946年12月9日，国际军事法庭对23名德国纳粹医生提起刑事诉讼并指控这些医生犯了战争罪和危害人类罪，理由是这些医生曾在战犯集中营中对囚犯进行了残酷的人体医学试验。比如，为了模拟高海拔环境下的生理变化，纳粹医生将受害者置于减压舱内，观察他们在氧气稀薄条件下的反应，这些试验往往导致受害者痛苦地死去。又如，纳粹医生故意让集中营的犹太人感染各种疾病，如斑疹伤寒、疟疾和其他传染病，然后测试不同治疗方法的有效性。这些伤害性的试验通常会导致受害者病情加重甚至死亡。面对德国纳粹医生罄竹难书的罪行，尽管法庭对这些战犯进行了法律的严惩，但法庭依然面临"何为符合伦理的人体医学试验"的难题。1947年4月17日，亚历山大博士（Dr. Alexander）向法庭提交了一份备忘录，其中界定了符合伦理的医学研究六原则。1947年

---

❶　PIANTADOSI S. Clinical trials: a methodologic perspective[M]. New Jersey: John Wiley & Sons, 2024.

8月19日，国际军事法庭在最终的判决书中以题为"允许的人体医学试验"的章节重申了亚历山大博士所有的观点，而且将其原来的六条扩展为十条。这十条原则构成了当代著名的《纽伦堡法典》。该法典提出了人体医学研究中应该遵循的伦理原则，以确保未来的医学研究不会重蹈覆辙。《纽伦堡法典》第一条规范为"人体研究参与者的自愿同意是绝对必要的"，其中涉及的"自愿同意"就是当代生命伦理学中"知情同意"原则的雏形。

知情同意发轫于涉及人的临床生物医学研究，作为生命伦理学中的一条重要原则，它在保护研究参与者免受不必要的伤害和尊重个体权利方面发挥了重要作用。然而，在保护研究参与者方面，仅仅有知情同意原则是不够的，因为知情同意是一个抽象、复杂的概念，我们既无法保证研究参与者给出的知情同意一定是有效的，也无法确保研究人员实施了有效的知情同意。因此，为了保护研究参与者免遭不必要的伤害，有效的知情同意加上严格的伦理审查已成为保护研究参与者的两大重要支柱。

随着知情同意原则理论和实践的不断演进，该原则也逐渐扩展和应用到临床实践中。随着医学科学的不断进步，传统的经验医学逐渐走向了现代医学。现代医学比传统医学能给患者提供更多元化的选择，以依靠医生的良知为主导的传统医德学已不能适应新的医学模式发展的需要。在临床诊疗中，伴随着患者权利意识逐步觉醒，他们也希望获得公正对待、他人尊重和高质量的医疗服务。因此，现代医学伦理学开始关注患者个人的价值观和权利，开始系统化地讨论诸如知情同意、隐私保护、资源分配等问题。其中知情同意不仅成为维护患者个人权益的一条重要原则，同时也是患者权利平衡医生权利的一项金规则。

迄今为止，知情同意的发展和演进已经有七十多年的历史，知情同意已成为医学界广泛接受的一条重要原则。然而，随着医学实践和生物医学科学研究的道德场景越来越复杂，生命伦理学作为一门实践性较强的学科，知情同意原则是否能真正帮助我们解决医疗实践中的诸多相关问题，还是一个值得我们反思和商榷的问题。另外，知情同意理论的合理性、理论与实践的统一性也需要进一步分析和论证。总之，学界对知情同意的研究和讨论从未停止过。

在欧美等拥有相似立法与社会系统发达的国家，知情同意作为伦理规范和文化产品不断向这些国家输出和扩张时，并没有遇到太大阻力，但在中国等东亚国家却遇到不同的困境，在中国社会出现了一些水土不服的情况。现实和时代赋予了生命伦理学人一些重要命题：当代生命伦理学视域下是否存在不同文化背景的知情同意？当西方的知情同意原则移植到中国当代社会中时，为什么会出现水土不服的情况？对此，我们需要从多维的角度对这些问题进行反思和论证。在讨论这些问题之前，我们很有必要先了解知情同意在中国发生的一些变化。

首先，知情同意中自主的主体在中国发生了变化。在西方社会中，知情同意的一个重要伦理维度就是强调个体的自主和自决。知情同意的主体要么是患者，要么是研究参与者。主体拥有的自决权利保证了每个个体都拥有作出自我选择的主观能动性。进一步来说，西方社会通过强调个体的自主性和自主的权利让自身免于暴力恐惧或者由他人代为决定的情形，是对自我身体应该被如何对待作出的自由选择。然而，在中国社会中，自主的内涵和形式大有不同。在中国，自主的主体不仅仅是患者或研究参与者本人，个体所在的家庭也成为整个主体关系中的一个重要元素，家庭也出现在知情同意的主体范畴中。因此在中国的社会文化中，我们很有必要去探究家庭中的个体和家庭之间的关系，家庭取代或参与家庭成员的知情同意是否能够得到伦理学的辩护呢？在强调德性的中国社会，有很多传统的美德需要我们去继承和发扬，其中包括父慈子孝、兄友弟恭、夫义妇顺、家庭和谐、家和万事兴等，这些美德要求家庭为其中的成员提供更多的关心和体谅，尤其在家庭成员面对困难的时候，家庭应该为其成员的利益挺身而出，甚至不惜牺牲整个家庭或是家族的利益；反之亦然，当家庭成员的利益与家庭利益发生冲突的时候，个体的利益可以适当地为了家庭的利益作出让步，甚至可以作出适当牺牲。因此，与西方社会不同的是，这种个体利益和家庭利益之间的平衡是知情同意在中国社会实践中不能忽视的一种现实情况，家庭也理所当然地出现在知情同意的道德主体当中。那么，由于中国文化中有家庭的参与，中国是否排斥个体的知情同意？这种排斥是否尊重个体自主性呢？这种中西方文化的不同是否是知情同意中西方对话的障碍呢？

其次，知情同意原则在中国社会并不是绝对优先。汤姆·比彻姆和詹姆士·邱卓思在《生命医学伦理原则》一书中归纳了临床诊疗的伦理四原则：尊重自主原则、有利原则、不伤害原则、公平公正原则。其中尊重自主原则在医疗实践中最重要的体现就是知情同意，那么尊重自主原则在这四个伦理原则中是否具有绝对的优先性？当四个原则之间发生冲突的时候，我们应该如何去排序？哪个原则更应该具有压倒性优势？另外，以规范为基础的伦理学强调的是行为，而以美德为基础的伦理学强调的是实施行为的人。那么，在医学研究和临床实践中，我们是否仅仅依赖于现行机构制定的规范和政府制定的法规来保护研究参与者和临床患者，还是说需要有学识、良知、同情心和责任感的研究者和医生呢？在中国文化中，关爱生命、体恤患者、家庭和睦等美德似乎更具有道德优先性。那么，在这种文化背景下，如果只是简单地遵循自主性、履行知情同意原则，人们总是会问："如果向绝症患者告知其所有的患病事实，这难道不是一种残忍吗？""如果不能够维护患者的利益，自主又有何价值？"因此，在特定情况下，在平衡告知病情与保护患者权益之间可能存在一定的挑战，因为道德责任可能要求医生不要告诉患者所有的实情。当前社会对医疗领域较多的抱怨是医生太专断了、太父权了，而这种抱怨可能会进一步误导就医的患者，从而使得一些患者盲目地坚持所谓的知情同意权，而这最终可能会给患者带来一些不必要的伤害，因为医学判断有时是困难和不明确的，要求医生告诉患者"全部实情"在实践上是不可能实现的。而且医疗信息往往非常专业和复杂，包括诊断、治疗方案、预后等，并非所有信息都能以简单直白的方式传达给大部分没有医学背景知识的患者。因此，在当下情景之下，对知情同意过分简单的主张可能对患者和医生都是无益的。

再次，知情同意原则的理论基础在中国发生了变化。知情同意原则的理论基础最初是源自于西方哲学中的义务论、效果论等理论，但是，当我们在强调文化自信的时候，中国传统的道家、佛家、儒家思想等也是知情同意理论不可忽视的重要哲学思想来源。儒、释、道文化作为我国传统思想的精髓在很多领域作出了不朽的理论贡献，如中医、道家养生等。目前，美国的研究机构正对中国太极拳在防治老年痴呆方面的作用开展积极的科学探索和研究❶。因此，中国本土生命伦理学也应该发挥其应有的影响力，努力加强东西方文化的对话，这样才能取长补短，共同发展。道家哲学和佛教教义尽管影响了中国医生的伦理行为，但是设定中国传统伦理学基调的可能还是儒家的道德观❷。在儒家看来，我们应该将人与人之间的一切关系纳入到家庭中，在关爱和照顾患者方面，由家庭所有成员共同商议并最终为患者作出决定，它蕴含着和谐、整体、团结等要素。中国传统思想的内涵有别于西方的个人自主模式的地方在于，个人和他人之间是相互影响的，而且有明确的共同义务感。在许多日常生活决策中，如婚姻、学业等，个人的自主决定权深受家庭观念影响，因为中国人有很强的家庭观念、价值观、和谐观以及孝道观念等，个体即使有自主决定的能力，也常让家人参与或决定其重大事宜，其中包括医疗事宜。比如，当家庭成员生病时，其他家庭成员有责任和义务提供支持和帮助❸。总的来说，以家庭为主的中国传统思想有别于西方个体自主的特点在于：①有时家庭而非个人是自主的主体；②考虑患者的最佳利益，而不是简单地遵从患者的意愿；③最终决策可能与患者意见不一致甚至相悖；④家庭利益与个体利益有一体性。

知情同意在以上方面出现水土不服的情况，可能是由于中西方各自拥有不同的道德观而产生的冲突，每一方都试图维护自身道德的价值，但事实上很可能是任何一方都没有真正理解对方的立场。因此，比较生命伦理学视域下中西知情同意原则，至少可以提供以下几个方面的

❶ LI F，HARMER P，ECKSTROM E，et al. Clinical effectiveness of cognitively enhanced Tai Ji Quan training on global cognition and dual-task performance during walking in older adults with mild cognitive impairment or self-reported memory concerns：a randomized controlled trial ［J］. Annals of Internal Medicine，2023，176（11）：1498-1507.

❷ 范瑞平. 当代儒家生命伦理学 ［M］. 北京：北京大学出版社，2011：60.

❸ 范瑞平. 当代儒家生命伦理学 ［M］. 北京：北京大学出版社，2011：9.

思考：

一是西方的知情同意应该如何移植到中国文化中来？

知情同意原则作为医患之间的一种沟通规范要求已经践行多年，然而，目前医患关系不佳的事实告诉我们，知情同意原则在医学实践中遭遇了种种不堪的困境。安乐死作为身患绝症且濒临死亡患者的一种选择方式，在中西方都引起了较大争议。知情同意原则作为安乐死过程中一种权利转让方式，似乎赋予了医生合理杀死患者的权利。然而，只要得到有自主能力的人的允诺，医生就应该杀死他们吗？答案并非那么肯定，只要这个人死了，这在道德上就是错误的[1]，因为医生的使命就是治病救人。除此之外，当我们面对一系列"特殊患者"时，知情同意也似乎受到了诘难。在美国，在保障老年痴呆患者方面，"生前预嘱""代理人决策"作为知情同意的变相形式，是一种合法的方式，但其道德性已受到多方责难。1992年，美国通过相关法案，允许安宁院代为老年痴呆患者作决定，结果此法案导致了有些安宁院对老年痴呆患者滥用抗精神病药物，而且这些安宁院还擅自撤销了维持老人生命的呼吸机。由于安宁院不顾老年人的死活，2015年，美国加州法院已经明确提出反对安宁院代为老年痴呆患者作决定[2]。另外，随着西方患者权利运动的不断深入，某些养老院为了尊重老年痴呆患者拟定的"停止饮食"的生前遗嘱而拒绝给老年痴呆患者喂水和喂食也引起了西方社会很大的争议，很多学者就此提出了良心反对[3]。由此可见，在强调自主和权利的西方社会，知情同意原则在现实中也不可避免地遇到了众多现实的难题。当知情同意作为"舶来品"移植到中国社会中时，知情同意面临的情况似乎

---

[1] 罗纳德·蒙森. 干预与反思：医学伦理学基本问题 [M]. 林侠，译. 北京：首都师范大学出版社，2010：335.

[2] 冯龙飞. 知情同意的家庭主义模式在老年痴呆患者干预中的伦理辩护 [J]. 中国老年学杂志，2017，37（17）：4410-4413.

[3] MCDOUGALL R J, WHITE B P, KO D, et al. Junior doctors and conscientious objection to voluntary assisted dying: ethical complexity in practice [J]. Journal of Medical Ethics, 2022, 48 (8): 517-521.

更加复杂。研究表明：癌症患者的自杀率是普通人的7倍[1]，如果不顾及绝症患者的心理承受能力，而赤裸裸地将其患病事实倾而告知，在旁人看来，这是一种残忍和无情，当自主权利这种西方话语占据上风的时候，患者的利益似乎已不是那么重要了。另外，由于患者家属不签字或签字不及时而导致医院不救治或救治不及时的情况也时有发生。2017年发生的榆林产妇坠楼事件，至今还是大家热议的话题。我国当时的《医疗机构管理条例》规定："手术之前需征得家属的同意。"这与西方社会倡导的个人自主概念大相径庭，中国自从引入知情同意制度以来，患者家属签字就是这一制度的主要体现。中国的医疗界已经面临这样的困境：由于有了知情同意，医生在没有获得家属知情同意的情况下进行手术是"不合法"的行为吗？或者听任患者得不到救治而任其死亡，医院放弃了救死扶伤的根本道德准则。但是，消减医生的父权，增强患者的自主权，并没有给患者带来好的结果。众多的道德事实已经摆在我们面前，我们应该捋清知情同意的头绪，联系国内的现实情况，努力解决我国医疗领域存在的伦理难题和挑战。

二是生命伦理学是否进入了原则主义？

随着生命伦理学越来越关注文化在塑造道德推理模式中的作用，文化的概念将在生命伦理学中发挥更大的作用。"文化"是社会科学和人文科学中最多变、争论最激烈的概念之一。根据爱德华·泰勒1871年的经典表述："文化是一个复杂的整体，包括知识、信仰、艺术、道德、法律、风俗以及人类作为社会成员所获得的任何其他能力和习惯。"[2]一百多年后，人类学家詹姆斯·皮科克写道："文化是人类学家对群体成员学习和共享的理所当然但具有强大影响力的理解和准则的称呼。"[3]可见，中西方不同的文化背景和文化传承很可能导致不同文化有不同的道

---

[1] DU L，SHI H Y，YU H R，et al. Incidence of suicide death in patients with cancer：a systematic review and meta-analysis [J]. Journal of Affective Disorders，2020，276：711-719.

[2] TYLOR E. Primitive culture：Volume one [M]. New York：Harper & Row，1958：57.

[3] PEACOCK J. The anthropological lens：harsh light，soft focus [M]. Cambridge：Cambridge University Press，1986：34.

德推理模式。那么，生命伦理学和社会科学之间更紧密的联系也可能导致对文化模式和道德模式之间关系的更多探索。

对于不同文化之间的冲突，一种观点认为，不同文化对于道德的前提和证据规则有不同的认识，所以我们在面对无法解决的道德多元化问题时，只能是道德异乡人，我们缺乏生命伦理学的全球视野。另一种观点认为，当我们对道德文化普遍主义敏感的时候，可以找到一种共同的语言进行协商，这种共同的语言可以让我们寻求共同的道德理论❶。以上两种观点可以分别理解为两种元伦理学观点：道德相对主义和道德普遍主义。对于道德普遍主义来说，真正的道德主张是普适性的真理，如果撒谎是错误，那么这句话对任何人都是适用的。因此，道德普遍主义的特点就是需要服从道德原则和道德规范，但是它的价值基础是值得争辩的，比如道德主张的真理是根据理性还是道德事实建构？对此，道德相对主义并不认同道德具有普适性，而是主张道德与特定的文化相关，而道德相对主义的特点是道德受地域文化的制约，不同地方应该遵循不同的道德原则和规范。事实上，以上两种观点都被认为是泛道德主义的形式，也就是伦理都被简单地认为是由一系列的原则组成，这种原则通常有两种功能：决定性和促进性。如果道德原则是决定性的，那么不能说谎的原则就充分决定了不应该说谎和说谎是不合理的。如果道德原则是促进性的，那么，不能说谎的原则仅仅是道德判断中一个很重要的因素。因此，导致中西方关于知情同意争论的可能原因，是大家都认为道德普遍主义和道德相对主义是道德判断的唯一路径，而没有怀疑当代生命伦理学受到了原则主义的桎梏。

三是中西知情同意是否不可通约？

面对道德多元化的今天，我们有必要从不同角度对知情同意进行分析和讨论，以便为复杂的临床情境及医学研究中存在的道德困境寻辟出更加可行的理论基础和实践路径。如果我们不假思索、简单直接地引入西方生命伦理学的理论，这样做将很容易使中西方生命伦理学之间的差

---

❶ LITTLE M. Wittgensteinian lessons on moral particularism ［M］. NC：Duke University，2001：167.

异被忽视，如此就使中西方生命伦理学之间的对话变成一种单方面的叙述，这将不利于我国生命伦理学事业本土化的发展，不利于这一学科联系国内现实进行深入研究。其次它削弱了我国生命伦理学与他国生命伦理学对话的基础。一旦这种因循滑入单纯的模仿，以致忽视我们自己的文化特性及现实国情，不加判别地以西方生命伦理学理论指导我国的生命伦理学实践，这无疑会对我国生命伦理学学科的健康发展产生负面影响。如此一来，我国的生命伦理学将因缺乏本土特色而成为西方生命伦理学在中国的翻版。所以，只有廓清中西方生命伦理学之间的区别，才能加强不同文化、地域背景下的生命伦理学专家的对话。对知情同意原则来说，如果一味地强调中西方文化的差异，导致对知情同意产生不同理解，那么中西方就缺乏对话的可能，彼此将成为了恩格尔哈特笔下所谓的"道德异乡人"❶。但事实上，在承认中西方文化差异的情况下，我们始终应该把患者的利益放在首位，通过中西方知情同意的比较研究，在尊重彼此文化价值的基础上，取长补短，去粗取精，探索出一条能够彼此通约的知情同意路径，最终保护研究参与者和患者免受不必要的伤害。

本书主要围绕以上三个核心问题进行论述，并尝试回应这些问题。本书的顺利出版要感谢2019年宜春学院学者文库（第八辑）出版基金和北京协和医学院群医学及公共卫生学院基金支持，感谢清华大学出版社罗健编辑对本书出版的关心和指导。由于本人学养、能力和经验有限，拙著中错误或疏漏之处在所难免，敬请读者批评指正。

冯龙飞
2024年2月2日

---

❶　H T 恩格尔哈特. 生命伦理学基础［M］. 范瑞平，译. 北京大学出版社，2006：24.

目 录

第一篇

基础篇

第一章

知情同意概述

生命伦理学属于应用伦理学范畴，应用伦理学可以分为实质伦理学和程序伦理学。实质伦理学主要关注的是"应该做什么"和"该不该做"，属于目的问题。程序伦理学主要关注的是"应该如何做"，属于手段问题。因此，为了全面掌握知情同意原则，我们在规范程序上不仅要思考应该如何应用知情同意原则，还应该在实质上真正掌握知情同意本身的内涵及应用知情同意原则的目的。

第一节　知情同意的含义及其要素

知情同意（informed consent）是指医疗人员或研究人员告知患者或研究参与者某一特定诊疗或干预措施的风险、益处和替代方案的过程，患者或研究参与者必须有能力自愿决定是否接受该项诊疗或干预❶。简言之，未经患者或研究参与者的允许，任何人都不应该对患者或研究参与者进行诊疗干预或医学研究。因此，知情同意的本质是对个人自主权的承认。那么，医学研究和临床诊疗领域中的知情同意的本质是，人们有权利控制别人对自己的身体做什么。除此之外，通过研究人员或医护人员向潜在参与者或患者详细说明研究或治疗过程中可能遇到

❶　MILLUM J，BROMWICH D. Informed consent：what must be disclosed and what must be understood？[J]. The American Journal of Bioethics，2021，21（5）：46-58.

的所有风险，可以帮助研究参与者和患者免遭不必要的伤害。因此，知情同意原则的应用至少可以实现两个主要目的：一是尊重和促进参与者的自主权；二是保护参与者免受不必要的伤害。

一般来说，有效的知情同意应该涵盖"知情"和"同意"两个要素，其中"知情"是指信息的告知以及对告知内容的理解，"同意"是指自愿同意或指授权一种行为。当一个人有能力行动、获得充分告知的信息、理解所告知的信息、自愿行动、同意医疗干预或医学研究干预的行为时，这个人就作出了关于这个医疗干预或医学研究的知情同意。具体来说，知情同意可以进一步细分为以下四个要素：告知、理解、自愿、同意的能力（图 1-1）。

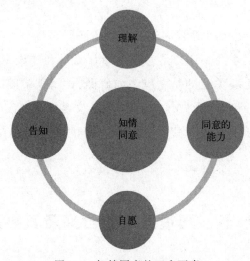

图 1-1 知情同意的四个要素

一、告知

向患者或研究参与者告知信息常常被认为是知情同意的必要条件。在知情同意历史发展进程中，之所以出现有关知情同意的法律案件，正是因为医生或研究人员没有充分告知患者或研究参与者相关的信息，从而导致医患之间、研究人员与研究参与者之间对簿公堂。如果医疗专业人员或研究人员没有充分地提供信息，那么，患者或研究参与者的决策就没有一个充分的基础。因此，对一项医学研究来说，告知的信息一般应该包括研究参与者所参加研究项目的目的、意义和预期效果，还有试验期间可能会遇到的风险和不适，以及试验可能给研究参与者带来的益处或者影响，有无对研究参与者有益的其他措施或者治疗方案，保密范围和措施，补偿情况，以及一旦发生意外损害的赔偿和免费治疗情况，其中还要强调研究参与者应该是自愿参加试验并拥有随时退出试验的权利，以及发生问题时的联系人和联系方式等。如果是一项临床诊疗干预，告知的信息一般包括诊断、治疗方案以及这些治疗方案的益处和风险等。在临床诊疗过程中，由于临床诊疗相关信息具有无限性的特点，因此告知患者一切信息是不现实的。信息告知通常有四个标准：专业标准、理性人标准、主观标准、治疗特权。

1. 专业标准

专业标准认为应当以专业共同体的习惯做法来决定告知是否足够充分。换句话说，告知属于医生的一项基本任务，他们利用自身的专业知识来增进患者的福祉，而专业习惯基本上确定了要告知信息的数量和种类。

然而，对专业标准似乎有太多的争议：

一是在许多情况下，难以确定是否存在医疗信息交流的专业标准；

二是如果专业标准具有完全的决定性，那么医生遵循专业标准而犯的医疗过错就可以让医生不受惩罚而让过错永远存在下去。这样，大多数医疗专业人员就会因循守旧而不向患者提供充分的信息，或者医疗专业人员可以随意地确定信息告知的范围；

三是多数医生是否具备判断的能力（依据专业标准判断哪些信息符合患者最佳利益）也是值得商榷的；

四是专业标准限制了个体自主选择的权利，因为决定是否接受治疗，不取决于医生的判断，而是应当由患者自己决定。

2. 理性人标准

理性人标准需要一个假设的理性人来决定要告知信息的范围。因此，信息是否是相关的或者是否是实质性的，要根据患者作为理性人在决定是否接受某个医疗方案时信息是否足以让患者作出理性判断来确定。这样，决定信息需求的权力就从医生手里转到了患者手里。即使医生的行为符合公认的专业实践标准，他们也可能因告知信息时的疏忽而被认为有错。

尽管理性人标准有许多优点，但它也遇到了概念、道德和实践上的一些难题：

一是"实质性信息"和"理性人"这两个概念没有被严格地定义；

二是理性人标准是否能够以及如何运用于实践？理性人标准的抽象性和假设性使得医生很难运用它，因为医生不得不设想一个理性的患者想知道什么。

3. 主观标准

主观标准是指医生根据患者对具体信息的需求而设定的标准，而不是根据一个假设的理性人标准来判断信息的充分性。个人信息需求因人而异，因为人们可能有不同的信仰、不常见的健康问题或独特的家族病史，因此，每个个体可能都需要一个不同于理性人所需求的信息。然而，应当在多大程度上将一个标准裁剪成符合个体需求的标准，使之主观化？如果医生能够理性地知道患者的信息需求，那么医生就有义务将这些信息告诉需要知道这些信息的特定患者。主观标准是一个在道德上更可取的信息告知标准，因为只有它承认了个人特定的信息需求。然而，完全依靠主观标准对法律和伦理学来说是不够的，因为患者常常不知道哪些信息与他们的考虑相关，并且，医生也难以理性地对每一个患者的背景和性格进行完全彻底的分析，从而来决定哪些信息是与患者相关的。所以，主观标准也是存在缺陷的。

4. 治疗特权

医学伦理学对知情同意原则给出了一些例外情况，即允许医疗专业人员遇到紧急、患者无行为能力或放弃决定权的情况时，可以不征得患者的同意就采取医疗干预措施。因为透露信息可能给抑郁、意志消沉或情绪不稳定的患者造成伤害，其中可能的伤害包括生命危险、非理性的选择、焦虑或紧张。因此，医生有时候适当隐瞒信息应该是合理的。治疗特权包含的情形是多样的，如"假设告知信息会导致任何不利于治疗的病情恶化，则允许医生隐瞒信息"；"当且仅当患者知道这些信息后会产生严重的健康问题时，才允许医生隐瞒信息"；"当且仅当医生有充分的理由相信告知信息时，患者无行为能力同意或拒绝治疗，诉诸医疗特权才是有效的。"在这种情况下，诉诸治疗特权原则上不会与尊重自主原则发生冲突，因为患者在需要作出决定的时候已没有能力作出自主的决定。

二、理解

近年来，知情同意原则已经从强调医生或研究者告知信息的义务转移到强调患者或研究参与者理解和同意的质量上来，发生这种转移的根本动力是患者或研究参与者要求真正的尊重自主。真正的尊重自主包含了一个重要环节，就是患者或研究参与者对信息的理解。然而，学界对于理解的本质尚未达成共识，但是，我们可以进行如下分析：当人们获得了相关的信息，对信息有相关的、合理的认识，那么他们就实现了理解。这种理解不要求完全彻底，因为就一般情况而言，抓住关键事实就够了。但是，个体能否抓住关键事实呢？有些事实是不相干的或无关紧要的，而其他一些事实则是至关重要的，也许还是决定性的。在有些情况下，一个人哪怕没有意识到一个风险或一个事实，都可能使他无法做到充分理解。在现实中，有些患者或研究参与者的医学背景知识如此有限，以至于与他们交流一些情况时极其困难，尤其涉及一些新概念或复杂概念时，比如，有些研究参与者对项目的科学目标和方法的理解很可能既是贫乏的，又是曲解的。在有些人看来，这些没有相关科学背景的研究参与者和患者，一点儿也不知道如何理解医学专业知识，研究参与者和患者会觉得这些知识不仅令他们感到困扰，而且使他们感到恐惧。但是，即使在这样困难的情况下，增强其理解，使之作出适当的决定也常常是可能的。例如，专业人员可以把新的专业信息与患者或研究参与者比较熟悉的日常事务进行类比，这样就可以与没有专业背景的人交流这些信息。同样，专业人员可以用数字概率或非数字概率来表达风险，通过与更熟悉的风险和以往的经验进行比较，如驾驶汽车所遇到的风险，帮助患者或研究参与者理解这些概率的含义。也就是说，研究人员或医务人员一定要努力让研究参与者或患者充分理解他们要参与的研究和治疗，以使他们能思考并作出符合自身利益的决定。然而，对医生和研究人员来说，还存在一个挑战，那就是确定何时研究参与者或患者已经实现了充分了解，从而让他们作出有效的知情同意。作为有尊严的研究参与者或患者，不喜欢自己看上去是愚蠢的，有时候不愿意承认自己不理解的事实。有时候他们可能认为自己理解了医生的解释，而事实上他们并不一定理解医生的话。因此，制定一个标准来评估患者或研究参与者的理解程度是很有必要的。

三、自愿

对自愿的理解有狭义和广义之分。广义的自愿是指研究参与者或患者在充分知情、无心理压力、无外在约束等条件下作出的决定。狭义的自愿是指没有受到他人影响的控制，研究参与者或患者能够自己作出决定。在这里，阐明控制和影响的关系是很有必要的。他人的控制必然是一种影响，但是，并非所有的影响都是控制性的。如果医生要求不愿手术的患者接受心脏导管插入手术，并以不给其治疗为要挟而强迫他接受手术，那么，医生的影响就控制了患者；如果患者一开始不愿意做手术，后来医生说服他接受手术，那么，医生的行为影响了患者，而非控制了患者。

当然，自愿并不排除特殊情况下的代理人同意。如果患者无行为能力选择或拒绝治疗或干预，那么，医院、医生或家人可以正当地承担起作决定的角色。代理决策者在替代患者作出决定时，通常可以运用三个标准：

一是代位判断。那就是代理决策者披上无行为能力者的"精神外衣"，作出无行为能力者如果有行为能力时会作出的决定；

二是纯自主标准。这主要适用于现在无行为能力但曾经具有自主性、表达过相关自主偏好的患者，其根据就是患者之前的偏好或预嘱；

三是患者的最佳利益标准。代理决策者必须计算每一种选择可能给患者带来的利益的大小，然后扣除或减去本身的风险或成本，在各种可能的选择中确定哪种选择可以帮助患者获得最佳利益。

总的来说，目前在生命伦理学界中大家比较认同的观点是，代理决策的标准按以下顺序执行：从纯自主标准（1），到代位判断（2），再到最佳利益（3）；若三者之间发生冲突，则（1）优先于（2），（2）优先于（3）。

四、行为能力

行为能力是指患者或研究参与者是否有作出合适决定的能力。行为能力在医疗领域中起着"看门人"的作用，也就是说，如果医疗人员鉴定某患者为无行为能力人，这可能会导致医生推翻这个患者的最初决定，转而寻求代理人替代其作决定，或要求法院指定一个监护人来保护这位患者的最佳利益，甚至实施一定程度的强制，如要求患者住院等。

有关行为能力的问题常常集中在它的鉴定标准上，即行为能力鉴定必须满足一些条件。行为能力与个体密切相关，其标准是用心智或能力来表征的，如认知技能和判断能力。尽管我们可以通过一定的主观及客观标准来鉴定行为能力，但是我们尚不存在区分有行为能力者和无行为能力者的精确测试方法。因此，我们对"行为能力"一词可以这样理解：执行一项任务的能力。一个人很少在生活的每一个方面都被鉴定为无行为能力，因此我们只需要考虑某种行为能力，如作医疗决定的行为能力或决定参加医学研究的行为能力。因此，我们最好把行为能力理解为某项具体的能力而不是总体的能力。另外，行为能力还具有间歇性，因时而变。同一件事情，有些人在某个时刻无行为能力为之，但在另一个时刻却可以。因此，如果一开始无法确定患者或研究参与者的行为能力水平，那么最好根据一定的方法对患者或研究参与者进行行为能力鉴定。

在临床诊疗中，行为能力主要是指理解和处理信息的能力，以及对行为结果的推理能力。例如，在临床或研究领域中，如果一个人能够理解治疗或研究的程序，能够衡量有关治疗或研究的风险和受益，能够根据这种衡量作出最终决定，那么这个人通常会被鉴定为有行为能力。如果一个人缺乏上述的任何一种能力，那么，这个人作决定、同意或拒绝的行为能力就值得怀疑。因此，在必要的时候，对患者或研究参与者进行行为能力的鉴定是非常必要的。

在鉴定行为能力方面，通常有三种方式：

一是经验性标准。这种标准涵盖 7 个方面：

（1）表达或选择的能力；

（2）理解处境及其后果的能力；

（3）理解相关信息的能力；

（4）提出拒绝的理由的能力；

（5）提出同意的理由的能力；

（6）理解相关风险及受益的能力；

（7）作出合理决定的能力。

二是行为能力的测试。根据临床的不同需要，通常有痴呆评定量表、心理状况测试及相关其他测试。

三是根据行为时间的前后变化来鉴定这个患者或研究参与者的理解能力、思维能力和这些能力的前后一致性。

第二节　知情同意的不同形式

由于知情同意可以发生在不同的道德场景，知情同意主体的情况也因人而异。因此，根据不同情境的道德需求，可以采用知情同意的相应形式，以下是知情同意的常见形式。

一、明示同意

明示同意（express consent）是指对治疗或研究程序的明确和直接的同意，通常以书面形式提供，但在紧急情况下也可以接受口头明示同意❶。明示同意是知情同意最为普遍和经典的形式，患者或研究参与者通常通过签署授权书表示明确同意后，授权医生或研究者才能进行特定的诊疗或研究。医生或研究者必须向患者或研究参与者提供有关其诊疗或研究过程的足够信息，以便患者或研究参与者在充分知情的情况下决定是否允许医生进行治疗或参与相关医学研究。一般情况下，医学研究会对研究参与者产生一定程度的身体伤害或风险，而研究参与者是否能从研究中获益是不确定的，甚至根本没有任何获益。因此，在涉及人的生物医学研究中，通常使用的都是书面的明示知情同意。临床诊疗尽管存在一定的风险，但治疗或检查带给患者的益处通常是明确的。因此，临床诊疗的知情同意有书面明示同意，也有口头明示同意。

二、默示同意

在某些医疗场景中，患者与医生或其他医疗专业人员之间达成的同意是隐含

---

❶　SOLOVE D J. Murky consent：an approach to the fictions of consent in privacy law ［J］. BUL Rev，2024，104：593.

的，这类情形就是所谓的默示同意（implicit consent）。默示同意是指患者通过自身的行为表现出来的同意。例如，患者在医院的检查室里虽然没有明确表示同意由医生对其进行体检，但他出于自己的自由意志，对检查并没有任何抵抗，这体现出来的就是默示同意。明示同意通常是书面的，有时是口头的，但默示同意通常是通过行动来提供的。例如，在医生办公室打季节性流感疫苗时，你卷起袖子，你实质上是默示同意接受流感疫苗接种。另外，默示同意一般发生在临床诊疗的情形下，临床研究一般要求明示的书面同意。

三、推定同意

推定同意（presumed consent）是一种特殊类型的知情同意形式。它指的是除非当事人自己明确表示不同意，否则一般认为当事人同意了某件事。推定同意可在医疗紧急情况下发挥作用。如果一个人在事故中失去意识或无法进行言语沟通，那么医务人员就会认为，如果患者有意识或能够沟通，他们应该会希望获得医疗帮助。例如，医生对在车祸中失去知觉的患者进行挽救生命的手术时，无须获得其明示同意。推定同意也可用于公民逝世后人体器官捐献的情形，在人体器官捐赠制度上，有些国家使用的就是推定同意，即除非死者生前明确表示反对捐赠人体器官，或有人知道死者曾明确表达过反对捐赠人体器官，否则视其同意捐赠人体器官。

四、豁免知情同意

尽管知情同意是医学研究和临床诊疗中的一条金规则，但是在医学研究中经常会出现豁免知情同意的情况。豁免知情同意（exemption from informed consent）是指在某些特定情况下，出于伦理或实用性的考虑，可以免除或放宽传统的知情同意要求。豁免知情同意的情况通常发生在医学研究中，一般满足如下情况之一的可以豁免知情同意：一是该研究对研究参与者的风险不超过最低限度（最低风险指的是不高于日常生活中面临的伤害，或是在身体或心理的常规检查/检测中面临的伤害）；二是放弃或改变知情同意不会对主体的权利和福祉产生不利影响；三是如果不豁免知情同意，研究实际上无法开展，如有关心理测试的试验。

豁免知情同意是在特定条件下被允许的一种特殊情况，通常需要满足严格的条件，并经过伦理审查机构的批准，它旨在平衡科学研究和医疗救治的需求与对个人权利的保护。

五、代理人知情同意

代理人知情同意（surrogate informed consent）是指接受干预的当事人或未成年人或被监护人将权利委托给另一个人的过程。当患者无法对拟进行的干预表示知情同意时，医疗人员或研究者在法律上有义务获得患者或研究参与者合法授权的监护人或代理人的同意。如果研究涉及少儿（18 岁以下），则必须获得其父母的同意或许可，父母即为其代理人或监护人。有争议的是，如果儿童能够成为医学研究参与者，他们就有权获得信息，他们的愿望和感受应该得到考虑，并在少儿被认为有能力给予或拒绝同意时由其作出选择。当然，当父母与孩子意见相左时，就出现了难题和挑战。

六、放弃知情同意

弃权是指一个人自愿放弃知情同意（giving up informed consent）的权利，并解除医生获得知情同意的义务，患者把决定权委托给医生或其他人，或者要求不知情。实际上，患者做了一个不做知情同意的决定。例如，如果一位虔诚的耶和华见证会信徒告诉医生，他希望医生尽一切办法救他，但不想知道是否会采用输血或类似的治疗措施。有观点认为："当患者要求不知情时，医生就没有必要告知其风险"，也有生命伦理学家认为："权利通常是可以放弃的，包括知情同意的权利❶"。有研究表明❷：在临床实践中，大约有 60% 的患者确实不想知道干预措施及其可能带来的风险，有相当高比例的患者愿意在不知晓风险的情况下作出同意的决定。可见，弃权通常是合适的，因为我们享有是否行使我们的权利的

---

❶ KATZ J. The silent world of doctor and patient [M]. Baltimore：JUH Press，2002：88.

❷ BAKER R. The American medical ethics revolution [M]. Baltimore：JHU Press，1999：54.

自由，知情同意的权利也不例外。

第三节 医学研究和临床诊疗中的知情同意

知情同意的产生源于医学研究，后期逐渐扩展应用到了临床诊疗领域。临床诊疗与医学研究是两个完全不同的医学领域。临床诊疗是为改善和促进个体患者健康而进行的医学干预，是为特定患者提供的诊断治疗或预防手段，是有利于患者个人的医学干预。由于常规临床诊疗是基于临床丰富经验的积累或临床试验的检验结果，因此，其安全性和有效性是相对确定的。而医学研究是为发展和促进可被普遍化的知识而设计的一类活动，包括研究某一生理、生化、病理过程，或研究健康人或患者对某一具体干预措施（物理、化学、心理）的反应，主要包括以下三种情形：一是在较大人群中进行有关诊断、预防或者治疗措施的对照性试验，其目的是在个体生物学差异的背景上显示对这些措施的可普遍化的反应；二是研究确定某些具体预防或者治疗措施对个体或者社区产生的后果；三是在各种情况和环境条件下研究与人类健康有关的行为。与常规诊疗不同，在生物医学研究范畴内，主体角色发生了变化，作为研究者的医生不同于一般医生，作为研究参与者的患者不同于一般患者，研究参与者一旦进入研究项目，就准备接受在自己身上试验一种可能从未在人类身上用过的诊疗措施，研究参与者可能从新的诊疗措施中获益，但也可能会从中受到伤害甚至发生生命危险。换言之，他必须承担研究的风险，包括身体的风险和精神、社会方面的风险。因此，研究参与者有权对研究过程充分知情，对是否参与研究有完全的自主权。

一、医学研究中的知情同意

自从《纽伦堡法典》颁布以来，国际上相继出台了《赫尔辛基宣言》等重要的医学伦理规范，我国近些年也出台了《涉及人的生物医学研究伦理审查办法》等重要的医学伦理文件。这些文件都强调了医学研究中知情同意的必要性。现在，知情同意已经成为涉及人的生物医学研究的重要伦理规范，没有获得研究参与者知情同意的研究是不允许开展的。在美国德克萨斯州，科研人员收集了 500 万份用于医学研究的新生儿血样。然而，研究人员在获取血样的时候并未获得新生儿父母的知情同意，结果，在该州法院的要求下，所有血样被遗憾销毁❶。另外一个伦理事件发生在美国原著民哈瓦苏派部落，研究人员获得该部落人体生物样本并进行糖尿病相关研究，但事后却将该样本用于其他目的的研究，而没有获得该部落的再次知情同意，最后该部落将研究人员告上法庭，最终，法官宣布撤回所有收集的样本❷。由此可见，在涉及人的生物医学研究中，知情同意作为一项重要的伦理规范必须遵守，忽略知情同意的生物医学研究是得不到伦理学辩护的。一言以蔽之，知情同意对于所有涉及人类的临床试验都是强制性的要求。

　　然而，尽管在医学研究中有知情同意的伦理要求，但忽略知情同意原则，不尊重受试者自主权利的事件时有发生。20 世纪末，美国塔斯基吉梅毒试验和其他违反伦理规范的试验引起了美国联邦政府的高度重视，许多民间组织也开始致力于保护研究参与者的身体安全。1974 年，美国联邦政府颁布《国家研究法案》。该法案呼吁对涉及人的生物医学研究进行监管，要求研究机构和研究者在研究设计和执行中严格遵守知情同意原则及其他道德标准，这些道德标准将由机构伦理审查委员会（Institutional Review Board，IRB）来监督实施。IRB 是一个负责审查和监督涉及人类研究参与者的生物医学研究的小组，它有权批准、要求修改（以确保批准）或不批准生物医学研究。IRB 审查的目的是通过事先审查和定期审查，确保采取适当措施以保护研究参与者的权利和福祉。为了实现这一目的，机构伦理审查委员会采用程序审查研究方案和相关材料（例如，知情同意文件和研究者手册等），以保护研究参与者的权利和福祉。在知情同意方面，研究人员在招募研究参与者的时候，应该通过书面形式把研究相关的内容告知研究参与者并获得其同意，其中告知的内容应该包括研究者的身份、研究的性质和目的及研究可能给受试者带来的风险和负担等内容。从此，机构

---

❶ KNOPPERS B M, AVARD D, SÉNÉCAL K. Newborn screening programmes: emerging biobanks? [J]. Norsk Epidemiologi, 2012, 21 (2): 163-168.
❷ LORI A, JOCELYN H. The academic's handbook [M] fourth edition. New York: Duke University Press, 2020: 103-108.

伦理审查委员会（IRB）和知情同意原则就成为了保护研究参与者免遭不必要伤害的两大重要支柱。

二、临床诊疗中的知情同意

临床诊疗中的知情同意是指患者自主授权，以允许医生或其他医疗专业人员为其进行诊断或提供治疗干预措施的过程。关于知情同意的研究发现，获得有效的知情同意存在许多障碍。其中一个主要障碍是，一些知情同意书中的表述对许多患者来说阅读难度太高。因此，知情同意书的设计应该尽量贴近患者，考虑患者的理解能力，同时患者也应积极主动与医生进行沟通，而不是仅仅遵循程序上的知情同意。

临床诊疗中的知情同意与临床研究中的知情同意有很多的不同。例如，临床诊疗中的知情同意有时是可以放弃的，在紧急情况下，如果没有时间征得患者同意，或者与患者无法进行沟通时，又找不到替代决策者，则可豁免知情同意。此外，在临床中，并不是每个医疗干预都需要明确的知情同意。例如，测量患者的血压是临床治疗的一部分，通常不需要讨论使用血压计的风险和益处。另外，在临床工作中，虽然大多数患者想要信息，但真正想为自己的医疗作出决定的人却很少。一项研究表明[1]，只有三分之一的患者希望获得决策权，而且患者对决策权的偏好通常随着受教育程度的提高而增加，但随着年龄的增长而下降，最重要的是，疾病越严重，患者越有可能倾向于由医生为其作出决定。另有研究表明[2]：无论是在知情同意的文件还是在知情同意的讨论中，医学研究中的知情同意比临床诊疗中的知情同意做得更好，其原因可能是由于研究项目有具体要求，即由机构伦理审查委员会对书面的知情同意文件进行审查。

患者安全是临床诊疗的一个重要目标，有效的知情同意应该考虑患者的安全问题。然而，强调患者签名作为知情同意表征的做法正在受到广泛的质疑。实施

---

[1]　VAN D P，MARIT S G，ESSINK M K，et al. Consent and refusal of procedures during labour and birth：a survey among 11418 women in the Netherlands［J］. BMJ Quality & Safety，2024，33（8）：511-522.

[2]　MILLUM J，BROMWICH D. Informed consent：what must be disclosed and what must be understood? ［J］. The American Journal of Bioethics，2021，21（5）：46-58.

知情同意的过程应该转向更多地关注医患之间的高质量沟通，并贯穿于患者诊断及后续治疗全部过程之中，而不仅仅是形式上的签名。

第四节 程序上和实质上的知情同意

不论是在临床上还是在研究中，知情同意的价值和意义都很明显，但是知情同意从程序到实质的转换存在一定的鸿沟。

程序上的知情同意是指根据国家法律、规章、制度强制实施的知情同意步骤。如《中国医师法》第二十六条规定："医师开展药物、医疗器械临床试验和其他医学临床研究应当符合国家有关规定，遵守医学伦理规范，依法通过伦理审查，取得书面知情同意。"程序上的知情同意不一定伴随着自主决定，它可能过分强调书面文件和风险沟通，它有助于保护研究者和医疗机构免于承担意外责任。比如，在医学科学研究中，为了维护研究参与者的自主权利及避免研究参与者遭受不应该承受的伤害，知情同意是招募研究参与者时必要的一项要求。然而，部分研究机构仅把知情同意作为一种程序上而非实质上的要求，因此在设计知情同意书的内容时，把内容设计的过于冗长，而且过度地使用医学专业术语，这是不妥当的，因为研究参与者根本无法全部读完并理解研究项目中的内容。另外，有些研究机构为了更快、更好、更多地招募到研究参与者，故意在知情同意书中规避项目可能带来的风险而夸大项目可能带来的益处。这些无效的知情同意既没有尊重研究参与者的自主权利，也没有保护好研究参与者。

实质上的知情同意是指在医疗干预或研究中，确保患者或研究参与者能够真正理解所提供的信息，并在此基础上自愿作出是否参与的决定。实质上的知情同意不仅仅是形式上的签字同意，而是强调告知信息的充分性、易懂性和参与者的理解程度，是帮助患者或研究参与者自主授权给医生或研究人员进行医疗干预或研究。自主授权要求的不是默许、屈服或遵从医生或研究者的安排或建议，当且仅当本人在充分理解和完全不受他人控制的情况下，有意授权医疗或研究专业人员做某件事时，才算给予了真正意义上的知情同意。知情同意实质上是患者或研究参与者自主（或自我决定）选择的问题。实质上的知情同意强调的是一个互动过程，而非一次性事件，旨在确保干预或研究合乎伦理和患者或研究参与者的权益得到最大程度的保护。

　　真正有效的知情同意应该是程序和实质上的知情同意的充分结合，这意味着不仅要在形式上遵循一套规范化的流程来获取患者或研究参与者的同意，而且要确保这一过程深刻、真实地反映患者或研究参与者的自主意愿和充分理解，否则，患者和研究参与者的安全和福祉很难得到保障。

第二篇

中西方知情同意对比篇

第二章

中西方知情同意的历史发展比较

知情同意原则作为医学伦理和法律实践的基石，在其发展历程中充分体现了中西方各自的文化、法律体系及医疗实践的特点。从历史上来说，知情同意第一次被使用是作为一种伦理规范，之后才逐渐体现在法律中，梳理知情同意在中西方各自规范和立法中的形成过程可以揭示知情同意原则整个诞生过程和发展脉络。

第一节　西方知情同意的历史发展

一直以来，"人性善"的观点让人们觉得医生应该始终考虑患者的最佳利益，就像最早的希波克拉底誓言（公元前 5 世纪）所说，医生应该为患者的利益着想。但据史料考证，在第二次世界大战之前存在的医学伦理规范并不是为了保护患者，而是为了保护职业医生的执业权利，反对那些招摇撞骗的江湖郎中❶。因此，我们很有必要去澄清和探究知情同意在西方发展的逻辑起点及其脉络。

一、西方医学研究中的知情同意历史发展

知情同意起源于两个重要文件——《纽伦堡法典》和《赫尔辛基宣言》。《纽伦堡法典》是在 1947 年对纳粹医生在集中营对战犯进行非人道人体试验的罪行

---

❶　BAKER R. The American medical ethics revolution ［M］. Baltimore：JHU Press，1999，25.

进行审判的背景下产生的。国际军事法庭宣判了纳粹医生的反人类罪。该法典的制定就是为了保护未来医学研究参与者的利益不再受到侵犯。这个法典填补了医学研究领域的伦理空白。《纽伦堡法典》全文由法律人士起草，其中第一条就强调了人体试验中研究参与者自愿同意的重要性，其中自愿同意包含以下条件：研究参与者有同意的合法权利，有自由选择的地位，在选择的时候不受任何势力的干涉、欺瞒、蒙蔽、挟持、哄骗或者其他隐蔽形式的压制或强迫，对参与试验项目有充分的理解，在研究参与者作出决定之前，研究人员有义务让研究参与者知道试验的性质、期限和目的、实验方法及采取的手段、可以预料的不适和危险、对参与试验人的健康影响❶。总的来说，《纽伦堡法典》是对医学研究中发生的暴行的有力回应，它明确了人体试验的道德边界。

《纽伦堡法典》接下来影响了国际组织和某些国家的法律条款和纲领的制定，其中包括世界卫生组织（World Health Organization，WHO）起草的《赫尔辛基宣言》和美国联邦政府起草的《贝尔蒙特报告》。由于《纽伦堡法典》的条款内容过于宽泛，应该有更加详细的纲领作为指导，这就导致了世界卫生组织开始自我建构一套医学研究的伦理纲领——《赫尔辛基宣言》。该宣言于 1964 年开始起草，相继修订了九次，最新一版修订于 2013 年 10 月的第 64 次世界医学会。该宣言规定："在有关人体研究方面，应向每一名志愿参加的研究参与者告知研究的目的、方法、预期的受益、可能的风险及不适；告知研究参与者有权拒绝参加试验或在试验过程中有随时退出试验的自由；医生应获得研究参与者自愿给予的知情同意书，以书面形式为好。"❷ 与《纽伦堡法典》不同，《赫尔辛基宣言》不是由律师而是由医生组织起草的，就像《希波克拉底誓言》一样是一种职业的道德规范，但《赫尔辛基宣言》并没有成为法律条款❸。尽管如此，《赫尔辛基宣言》却是研究参与者个人权利发展的里程碑，因为它强调了研究参与者不仅可以拥有自我决定的权利，而且还可以免于临床治疗和医学研究中的压力。这两点充分体现在以后知情同意的实践当中。1979 年美国联邦政府起草了《贝尔蒙特

---

❶ FADEN R R，BEAUCHAMP T L. A history and theory of informed consent ［M］. New York：Oxford University Press，1986：55.

❷ FADEN R R，BEAUCHAMP T L. A history and theory of informed consent ［M］. New York：Oxford University Press，1986：55.

❸ KATZ J. The silent world of doctor and patient ［M］. Baltimore：JUH Press，2002：17.

报告》。1991 年，这个报告最终成为了用来保护医学研究参与者的联邦条款。尽管它没有上升为法律，但它却是生命伦理学发展中的一个重要转折点，因为它第一次从官方的角度区分了道德和非道德的人体试验。《纽伦堡法典》《赫尔辛基宣言》《贝尔蒙特报告》的意义与不足详见表 2-1。

表 2-1　有关知情同意的国际纲领

时间	文件	意义	不足
1947	《纽伦堡法典》	强调了研究参与者对试验方案的理解和同意是绝对必要的	由律师和法官起草，没有医生的参与，没有区别医学人体试验规范和临床医学规范
1964	《赫尔辛基宣言》	强调了自愿同意的重要性并提出了无知情同意能力的研究参与者参与研究的条件	由医生起草的医学纲领，没有法律约束力
1979	《贝尔蒙特报告》	强调了知情同意作为尊重人的具体表现形式的重要性，分析了知情同意的三要素：信息、理解、自愿	该报告将自主性理解为个人的自我决定能力，而忽略了研究人员作为其中的道德主体的责任。这种理解可能导致对知情同意的过度强调，而忽视了研究者的道德义务

尽管国际上针对临床生物医学研究制定了相关的医学伦理规范，但是在 20 世纪 70 年代，美国依然爆出了一系列的医学研究丑闻。在此期间。西方社会对人体试验开展者滥用权力的揭露达到了顶峰。1972 年，美国新闻媒体公开披露了美国政府支持塔斯基吉梅毒研究长达 30 年之久的丑闻。在该研究中，300 名农村黑人男子被诊断患有梅毒，但在有效抗生素问世后，却依然得不到治疗。这促使社会呼吁成立国家生物医学研究对象保护委员会。1974 年，美国联邦政府正式成立国家生物医学研究对象保护委员会（National Commission for the Protection of Human Subjects of Biomedical and Behavioral Research）。1979 年，该委员会发表了名为《贝尔蒙特报告》（Belmont Report）的建议，作为修订联邦法规的基础。《贝尔蒙特报告》确立了三项一般伦理原则——有利、尊重、公正，其中"尊重"这一条主要强调保护参与者的自主权，也就是"知情同意"。为了进一步梳理美国医学伦理规范和法律中的知情同意演进，我们接下来将专注于美国医学实践中知情同意的历史发展。

二、西方医学实践中知情同意的历史发展

在美国，最早提到医生对患者的义务的是 1847 年美国医学会（American Medical Association，AMA）制定的《医学伦理法典》。当时的医生主要根据该

法典来解决医疗实践过程中存在的各种伦理问题和挑战。该法典明确指出：医生不应该给患者消极的预言，而是应该通过自身的经验来努力治疗患者的疾病。当患者出现危险情况时，医生要及时告知患者的家属或朋友，甚至是患者本人。根据该法典，病重的患者可能会因为医生过度的行为或过激的语言而受到惊吓，所以医生有责任避免使用那些可能会影响患者情绪的行为或语言，而且应该努力帮助患者克服在医疗过程中可能会出现的恐惧和不安。《医学伦理法典》把治疗作为医生的优先选择，允许医生通过自身的专业经验和判断与患者进行选择性的交流，医生的责任就是去安慰患者而不是去恐吓患者，适当的时候还可以避开患者而与家属进行沟通，以便更好地照顾患者的不良情绪。1903 年，《医学伦理法典》增加了两项新的内容：一是"医生应该在诊疗中保证诚实和智慧"；二是"医生应该努力去鼓励患者"。《医学伦理法典》又分别在 1912 年和 1947 年进行了部分修订，在 1957 年进行了主要修订❶。通过《医学伦理法典》，我们可以大致发现当时的规范主要是站在医生的主观角度看问题，并没有提及患者的知情同意权。

接下来我们进一步分析美国是如何修订有关知情同意原则法条的。

最早关于知情同意的两个案件分别是 1905 的 Davis v. Pratt 案和 Mohr v. Williams 案。在 Davis 案件中，Davis 太太是一位 40 岁的家庭妇女，她身患癫痫多年。Pratt 医生对 Davis 太太进行检查后发现可以对其癫痫进行治疗，但前提是切除患者的子宫。最终，医生对患者进行了手术但却没有告知其手术的内容，这导致 Davis 太太最终将 Pratt 医生告上了法庭。在案件审理过程中，Pratt 医生表示没有向患者说明手术的内容是因为希望患者进到手术室的时候不会出现任何的挣扎，否则会影响手术的正常进行。对于此案，法庭最后的判决是，公民的第一权利就是身体可以不受到任何外来的侵犯，在未经患者允许的情况下，患者的身体神圣不可侵犯❷。这是美国第一例意识到患者权利的案件。此时，医生的权利开始受到患者明确同意的限制和约束。

接下来发生的 Mohr v. Williams 案也非常类似，医生未向患者说明手术的内容而擅自对患者进行手术。法院对此案的判决为，如果医生建议患者进行手术，在患者衡量了手术的相关风险后并最终同意的话，那么患者相当于授权给医生，

❶ BAKER R. Before bioethics: a history of American medical ethics from the colonial period to the bioethics revolution [M]. New York: Oxford University Press, 2013: 98-110.

❷ KATZ J. The silent world of doctor and patient [M]. Baltimore: JUH Press, 2002: 17.

但医生的权力并不能超越患者授权的范围。换句话说，如果手术未获得患者的授权，不管最终结果是否有利于患者，医生的行为无疑对患者构成了一种侵犯。在法庭看来，如果医患双方在相互同意之后，就进入到了一种契约关系中，任何不履行约定的行为都是违法的❶。

在接下来发生的案例中，这种授权的行为就逐渐扩展为了患者自我决定的权利。

在 1914 年的 Schloendorff 案中，患有子宫肌瘤的 Schloendorff 女士同意在麻醉条件下做身体检查，但是患者明确反对子宫肌瘤切除手术。然而，在手术过程中，医生还是在未经患者同意的情况下为其切除了子宫肌瘤。法官在此案的判决书上写道，每一个成年人都有权利处理自己的身体，医生在没有经过患者同意的情况下进行手术是一种侵权行为。此判决书中还首次使用了"自我决定（self-determination）"一词，该判决书成为以后知情同意研究领域中引用次数最多的英文文献❷。

以上几个案件至少可以说明两点：一是应该限制医生过于父权的绝对权力；二是应该保护患者的身体不受侵犯。那么，赋予患者同意的权利可以成为限制医生权力的一种手段，同时还可以保护患者免遭不必要的伤害。

1957 年发生的 Salgo 案是知情同意发展的又一个转折点。作为患者的 Salgo 先生在不知手术风险的情况下同意了医生手术的建议，但手术最终导致其全身瘫痪。与之前的三个案例不同的地方在于，Salgo 先生同意了医生的手术建议，但医生在手术之前并没有告知患者相关的手术风险。法庭对此的判决是，医生隐瞒了患者可以用来作出理性判断的重要信息，医生没有履行好自身的职责。这个案件不仅仅首次使用了"知情同意（informed consent）"一词，而且还特别强调了医生有告知患者相关信息的义务。在进行告知时，医生应该根据患者的不同情况而进行不同的表述，同时还应该防止医生可能为了诱导患者同意手术而弱化手术的风险❸。这个判决强调了患者有完全自我决定的权利和医生有义务提供相关信息以便患者作出决定。

---

❶　APPELBAUM P S, LIDZ C W, MEISEL A. Informed consent: legal theory and clinical practice [M]. New York: Oxford University Press, 1987: 114.

❷　FADEN R R, BEAUCHAMP T L. A history and theory of informed consent [M]. New York: Oxford University Press, 1986: 122-124.

❸　FADEN R R, BEAUCHAMP T L. A history and theory of informed consent [M]. New York: Oxford University Press, 1986: 127.

　　然而，这项判决中关于什么是具体的"知情同意"，在当时引起了广泛的争议。其中争议的一方坚持认为，"知情同意"是患者在信息被告知后的一种自我决定的权利。这种决定方式反映了理性的自我决定模式中的关系本质。而另外一方坚持认为，应该允许医生甄别出什么信息应该告知患者，因为法庭的判决似乎是保障了患者获得所有信息的权利，但同时又允许医生自身去定义什么才是真正应该告知的信息。这在实践中就出现了一种两难的境地，信息告知多少是取决于患者自身需求还是医生的专业判断？前者可以表述为患者的自主，后者可以表述为医生的家长主义。如果是后者的话，也就是允许医生甄别出什么应该告知患者，这表明医生有能力预判患者的信息需求。从这点来说，医生实质上是能够站在患者的角度去考虑问题的，从而实现患者的最佳利益。所以，法院在支持患者实现自主的同时，还是允许医生有一定的决定权，医生的告知和患者的自主之间形成了一种张力。然而，这种对医生的信赖并没有持续很长时间。

　　三年之后，也就是 1960 年的 Natanson 案进一步发展了 Salgo 案中的知情同意概念。该案中，Natanson 夫人因乳腺癌切除了乳房，术后又听从医生的建议进行了放射治疗，在放疗过程中，患者皮肤不幸被严重灼伤。对于此案，医生虽然获得了患者的同意，但并没有告知患者有关放射治疗的风险，法庭最终给出的判决为，这是由于医生的疏忽而造成的过失。法庭的判决书写道❶："医生应该做出所有理性人会做出的告知行为，只要医生的告知是像所有其他理性的医生一样站在患者角度去考虑问题，那么这个医生的告知才是合理的。"此案的判决书中首次提到了一个重要的概念——理性人标准。Natanson 案坚持了 Salgo 案中"知情同意"的理念，除了强调医生依据自身的理性进行告知外，法庭还强调了医生应该注意告知的具体细节，那就是，医生应该用尽量简单、通俗的语言来描述疾病、治疗方案、手术风险及术后恢复情况等。

　　我们可以把之前案件进行简单分类，三个案件（Davis 案、Mohr 案、Schloendorff 案）可以归为法律意义上的伤害案，也就是获得患者的同意都是必要的，而把 Natanson 案称为过失案，也就是医生告知患者潜在的风险是必要的。

---

　　❶ APPELBAUM P S. Informed consent: legal theory and clinical practice [M]. New York: Oxford University Press, 1987: 40.

虽然两类案件中都使用了"知情同意"一词，但是 Davis 案使用的是伤害标准，也就是患者未给予同意。而 Natanson 案使用的是过失标准，也就是医生没有告知风险。一个是强调患者的同意，一个是强调医生的告知，不管是哪个标准，关于是否应该支持患者的自我决定还处于一种争论之中。我们可以进行如下分析：在伤害案中，主要问题是患者未表示同意。在过失案中，主要问题是治疗风险。如果医生没有告知患者相关的风险而导致患者受到伤害，那么不告知就是伤害的起因。然而，还有一种可能就是患者尽管知道了治疗的风险，但是患者依旧同意治疗，那么医生并不存在任何过失。在伤害案件中，患者仅仅需要提供他们没有同意治疗的证明，而在过失案中，患者需要提供风险与患者的决定之间的直接关系，所以患者必须证明如果知道了风险他们将会作出不同的决定。这种从伤害标准到过失标准的转变意味着医生要将风险告知患者，因为风险会影响患者的决定，风险告知是患者自我决定的前提。

1972 年发生的 Canterbury 案进一步强调了医生应该站在患者需要的角度去告知。19 岁的 Canterbury 因背部疼痛而接受了椎板切除手术，术后无并发症。不久后，患者出现下半身麻痹，再次手术后部分恢复，却出现尿失禁的情况。患者将医生告上法庭的理由是医生并未告知其手术可能会出现的风险❶。针对此案，法庭提出了两个方面的要求：一方面，法庭要求患者同意治疗（伤害案的标准），另一方面，患者的同意应该建立在对风险了解的基础上（过失案的标准）❷。患者的同意必须依赖医生的告知，但是并不是所有的风险都能够一一告知，法庭确实允许医生决定告知的范围，但这不是根据医生对患者的特别了解，因为医生的判断仅仅依据的是其个人的专业经验，医生没法完全了解患者。这种标准既不是根据患者客观需要也不是根据医生的主观判断，这种标准建立在理性人标准之上，即一个理性人站在患者的角度考虑作出决定前需要知道哪些风险，这种标准极大地限制了医生的权力。因为不同医生对同一风险有不同认识，不同的患者需求也完全不同，所以法庭以患者的理性需要作为医生

---

❶　MELISSA A H. Cantebury v. Spence［EB/OL］.（1972-11-01）［2024-01-04］. https：//www. casebriefs. com/blog/law/torts/torts-keyed-to-epstein/the-negligence-issue/canterbury-v-spence-2/.

❷　MELISSA A H. Cantebury v. Spence［EB/OL］.（1972-11-01）［2024-01-04］. https：//www. casebriefs. com/blog/law/torts/torts-keyed-to-epstein/the-negligence-issue/canterbury-v-spence-2/.

合理告知的标准。法庭指出,尽管医疗标准很有价值,但告知的责任并不能仅仅建立在医生专业标准上,告知的关键在于尊重患者自我决定的权利。这就是说,尊重患者自我决定的权利是医生必须遵守的要求❶。换句话说,患者自我决定的权利决定了医生告知的义务。这项判决的目的是让患者更加意识到自己有获得自身医疗信息的权利,同时这种做法让医生再也不能够为建立在职业道德基础上的自身行为进行辩护。

在原则上,法庭确实因为治疗优先而允许医生不告知患者信息。比如当患者病重时,患者被告知后可能出现心理狂躁而导致丧失理性。问题是,医生的判断是否真正可靠?告知信息是否确实会对患者的健康产生影响?如果告知患者会产生不良后果,那么告知亲属也不失为一种较好的选择。治疗优先是否在实践中可行?它是否会掩盖父权主义?对医生以治疗为由而掩盖不告知患者信息的行为,我们应该认真反思,因为它很有可能会吞噬掉知情同意这条伦理规范。

以上案例表明,美国早期的判决并不是为了扩展患者的同意权利,而是为了限制医生的权力,最后发展成为患者自我决定的概念。Canterbury 案以防止医生家长主义作风的名义否定了医生拥有不告知的权力,转而强调患者拥有自我决定的权利,对治疗优先的扬弃似乎意味着对医生信任的丢失,在接下来的案件中,基本上就不再允许治疗优先了。

Cobbs 案也是发生在 1972 年。Cobbs 患有胃溃疡,医生建议他进行手术,但医生并未告知他手术的风险,结果医生在治疗患者胃溃疡的同时,还切除了因溃疡受损的脾并部分切除了因溃疡受损的胃,结果 Cobbs 以伤害名义将医生告上了法庭❷。此案和 Canterbury 案一样强调了患者自我决定的权利,医生告知信息的范围应该根据患者的需要来决定,医生扮演的角色应该是一个咨询专家,医生应该帮助患者分析治疗过程中可能出现的风险和不接受治疗可能出现的风险,而对于非医学的价值判断应该由患者自己来作出,如风险与恐惧之间的衡量。但是,告知可能会对患者产生潜在风险并不能成为医生不告知的理由。在 Annas 等看来,这种告知模式已经把患者的治疗选择转变为一种市场行为,在多样的选

❶ MELISSA A H. Cantebury v. Spence [EB/OL]. (1972-11-01) [2024-01-04]. https://www.casebriefs.com/blog/law/torts/torts-keyed-to-epstein/the-negligence-issue/canterbury-v-spence-2/.

❷ KATZ J. The silent world of doctor and patient [M]. Baltimore:JUH Press,2002:78.

择当中，患者应该掌握足够的信息以便成为一个知识丰富的医疗产品消费者❶。法庭唯一允许不告知的情况就是患者处于一种不能够分析信息的情况下，比如急救、患者是儿童或是没有行为能力的情况下，因为在这种情况下医生无法知道患者到底需要什么样的医疗信息。总之，社会对医生需要充分告知患者信息似乎提出过于苛刻的要求。

20 世纪 90 年代似乎出现了保护医生为患者作出合理决定的权力的曙光。在1993 年的 Arato 案中，Arato 被诊断患有胰腺癌，患者同意医生将其胰腺切除并顺便切除所有可见的肿瘤组织，同时也接受了医生有关化学治疗的建议，但是医生并没有告知其 5 年存活率仅为 5％，结果患者术后一年左右死亡，最终患者家属将医生告上了法庭❷。这个案件的主要核心问题是医生是否有义务去告知绝症患者的生存时间。上诉法院认为，医患之间交流的环境、不同患者的需求、医生对病情的认识水平、价值观念、自我表述能力等如此不同，所以很难要求医生告知在特定医疗环境中应说明的所有信息。对此，上诉法院拒绝解释医生应该向患者透露什么内容的信息，而是要求医生尽量提供足够多的信息给陪审团作出最后的裁决。法庭最后还强调，照搬知情同意制度只会让医患关系更加紧张，结果只会对患者更加不利，彻底否定医生家长主义是要付出代价的❸。

这种向医生权力倾斜的趋势并没有持续很久。在 2012 年的 Wisconsin 案中，Jandre 因轻度中风而到急诊室就诊，医生粗略对其身体进行了检查，发现其身体状况良好，这让患者觉得没有进一步治疗的需要。11 天后，Jandre 重度中风。在医院进行的颈动脉超声波检查结果显示：Jandre 的右颈内动脉 95％ 被阻塞。Jandre 起诉医生，称医生疏忽大意，没有告知他可以进行颈动脉超声波检查，以诊断他是否因颈动脉堵塞而导致中风❹。对此，法庭裁定医生必须向患者披露可供选择的其他医疗方案及其他医疗相关信息，也就是说，医生应该把告知患者

❶ ANNAS G J, MILLER F H. The empire of death: how culture and economics effect informed consent in the U. S., U. K., and Japan [J]. Am J Law Med, 1994, 20 (4): 357-394.

❷ STANFORD LAW SCHOOL. Arato v. Avedon [EB/OL]. (1993-09-30) [2024-01-09]. https://scocal. stanford. edu/opinion/arato-v-avedon-31521.

❸ ANNAS G J, MILLER F H. The empire of death: how culture and economics effect informed consent in the U. S., U. K., and Japan [J]. Am J Law Med, 1994, 20 (4): 357-394.

❹ WISCONSIN ASSOCIATION FOR JUSTICE. Victory in informed consent case at Wisconsin Supreme Court [EB/OL]. (2012-04-17) [2024-02-04]. https://www. wisjustice. org/index. cfm? pg=JandreCase.

的信息明确化、具体化。从此案可以看出，医疗父权主义已被彻底否定了，而且患者需要掌握的已不仅仅是有关治疗的信息，还有医生的专业水平、经验等信息。患者掌握作出决定的关键信息成为实施知情同意原则的关键，尊重医生的专业判断也不那么重要。

表 2-2 详细梳理了美国知情同意案的发展脉络。

表 2-2　美国知情同意案的发展脉络

时间	案件	意义
1905	Davis v. Pratt 案	患者拥有控制自己身体的权利,未经患者同意不可以干预其身体
1906	Mohr v. Williams 案	患者未给予同意之前,不应该对其进行手术
1914	Schloendorff 案	患者拥有自我决定的权利
1957	Salgo 案	患者在没有充分知情下的同意不是完全自主的同意
1960	Natanson 案	首次提到理性人标准
1972	Canterbury 案	在告知方面,医生的标准应该建立在理性人标准而不是医学专业标准上
1972	Cobbs 案	医生有职业责任通过告知信息促进患者自我决定来支持患者自我决定
1993	Arato 案	不能够强迫医生告知所有的信息
2012	Wisconsin 案	要求医生必须将应该告知的信息告知患者

梳理西方知情同意案件让我们更进一步明白一个概念，那就是最初以限制医生父权的知情同意已经发展成了患者完全自我决定。也许最开始我们并不清楚是患者的自主还是医生的权力决定了告知的范围，但是对于医生父权主义的抵制已经导致了对治疗优先及医生专业判断的抛弃，一个抽象的知情同意概念已经孕育而生。

三、西方医生职业道德中的知情同意发展

本部分要阐述的是美国医学会关于知情同意规范的发展情况。伦理及法律事务委员会（以下简称委员会）是美国医学会的下属机构，其主要责任是制定相关的伦理准则。该委员会于 1981 年第一次公布了知情同意的准则。其中一条为：如果告知会导致患者病情恶化，那么不告知是允许的。该准则在 2006 年进行了

修订，新的准则指出：医生有义务为患者提供具体的医疗信息，并且应该为患者提供良好的医疗建议，患者掌握了足够的信息后可以履行自我决定的权利。新准则还指出：知情同意是医生必须遵守的基本准则，除非患者失去了意识或没有同意的能力，在这种特殊的环境下，可以推迟告知，而且医生在告知相关医疗信息时必须谨慎和负责，告知的信息应该满足患者的真正需要。医生应该评估患者接受信息的能力，没有必要一次性告知完所有的信息，而是可以选择在下次合适的时候再告知剩余的信息。告知方式的转变进一步强调了医生对患者负责，以对患者的责任至上❶。

在美国医学会伦理及法律事务委员会制定的知情同意准则基础之上，美国医学会确定了如下规范❷：

（1）医生应该努力提供优质的服务，尊重患者的权利和尊严；

（2）医生应该秉承职业准则，诚实守信，对于不良的行医行为应该向相关机构举报；

（3）医生应该持续学习先进的科学知识，致力于医学的教育，向公众和同行分享先进的医学知识，并向同行学习；

（4）医生应该关爱患者，以对患者的责任至上。

新的伦理准则以患者的需要至上，以对患者的责任至上，同时还强调了医生的职业道德。这种新的实践模式是美国医学会对社会需要的回应。它与法律强调的个人权利完全不同，它强调的是患者利益至上。美国法律从保护个人权利的角度来阐释知情同意，比较抽象，而美国医学会才阐明了这种权利的真正内涵，那就是医生有责任回应患者的特殊需要，患者的利益压倒一切。

第二节　中国知情同意的历史发展

中国自古就有医学伦理思想。中国医德思想主要表现为医生始终对患者负有

---

❶　BAKER R. The American medical ethics revolution [M]. Baltimore：JHU Press，1999：54.

❷　AMA. Principles of medical ethics [EB/OL]. (2011-02-03) [2024-01-01]. https：//www. ama-assn. org/delivering-care/ama-code-medical-ethics.

责任，医生应该始终要以患者的利益至上。现存最早的医学典籍《黄帝内经》把尊重患者的生命价值作为医学的基本原则，后期的医德思想主要是以医生的道德义务为主线发展，传统医德日趋完善。然而，纵观中国医德史，没有出现过知情同意的痕迹，知情同意对中国社会来说纯属舶来品，如果要追溯知情同意在中国的发展历程，那就属于近现代的事情。

一、中国医学研究中的知情同意发展

由于中国自古就没有"自主"的概念，中国知情同意的发展主要是随着与国外医学研究机构合作而发展起来的。在与国际机构合作的过程中，我国开始参考国际上关于知情同意的标准和指南，如《赫尔辛基宣言》和《涉及人的生物医学研究的国际伦理准则》，逐步建立了一系列的伦理制度，如近些年我国颁布的《药品临床试验质量管理规范》《人体器官移植临床应用管理办法》《人类辅助生殖技术管理办法》《医疗美容服务管理办法》等，这些规范和条例对研究参与者的权利、研究者的义务、知情同意等都有明确的说明。为了进一步保护人的生命健康，维护人的尊严，2016年，国家卫生和计划生育委员会发布了《涉及人的生物医学研究伦理审查办法》，其中第十八条提出了知情同意原则：尊重和保障研究参与者参加研究的自主决定权，严格履行知情同意程序，防止使用欺骗、利诱、胁迫等手段使研究参与者同意参加研究，允许研究参与者在任何阶段无条件退出研究；第四十七条规定：违反知情同意相关规定开展项目研究的，由县级以上地方卫生和计划生育行政部门责令限期整改，并可根据情节轻重给予通报批评、警告；对主要负责人和其他责任人员，依法给予处分。2020年我国《民法典》第二章第一千零八条规定，为研制新药、医疗器械或者发展新的预防和治疗方法，需要进行临床试验的，应当依法经相关主管部门批准并经伦理委员会审查同意，向研究参与者或者研究参与者的监护人告知试验目的、用途和可能产生的风险等详细情况，并经其书面同意。2022年1月22日，《中华人民共和国医师法》明确规定了临床试验和医学研究中的知情同意规则，要求医师开展药物、医疗器械临床试验和其他医学临床研究应当符合国家有关规定，遵守医学伦理规范，依法通过伦理审查，取得书面知情同意。2023年，国家十部委联合颁布了《科技伦理审查办法（试行）》，其中强调了科技活动开展前一定要提交知情同意书，而且获取个人知情同意的过程一定要恰当和合理。可见，知情同意在我国经历了一个从无到有，再到国家高度重视的过程。

然而，尽管我国制定了相关的医学人体研究办法和条例，但贯彻并不彻底，可能是由于医学研究人员的伦理意识还不够强。在 20 世纪大部分时间里，同性恋被医学界视为一种精神疾病。由于缺乏对同性恋的科学研究，社会机构因此基于性取向对同性恋者进行歧视，而医疗机构则可以对同性恋者进行心理和生理上的伤害性治疗。2017 年我国某高校附属医院开展的关于"催产素对男性性取向影响的研究"的伦理正当性在国内外引起高度的关注和质疑，外界主要质疑该单位的伦理审查委员会的审查是否真正符合伦理审查的规范。质疑者提出两点质疑：一是世界卫生组织（WHO）1992 年正式将同性恋从国际疾病分类（ICD）中删除[1]，这意味着国际上已经普遍认可同性恋是一种正常的性取向，而非心理障碍或疾病。在中国，2001 年版的《中国精神障碍分类与诊断标准》（CCMD-3）也正式取消了将同性恋列为精神疾病的条款[2]，确认了同性恋不属于精神障碍的范畴。可见，同性恋是人类多样性的自然表现之一，并非疾病或异常心理状态，应当得到社会的理解和支持，不应受到歧视或偏见。二是同性恋人员作为当前社会的弱势群体，该试验的知情同意书可能涉及欺骗和胁迫等外在因素[3]。然而，截止到目前，此问题似乎还没有得到很好解决。

二、中国医学实践中的知情同意发展

在中国，医患之间的伦理规范和纲领并非开始于"二战"，而是自古有之。从古代到现代，中国医学伦理的标准主要是医生和患者应该成为什么样的人。这个时期的伦理范式是参与式的而不是专制式的，每个角色都是在为道德的实践而

---

[1] WHO. International statistical classification of diseases and related health problems [S/OL]. (2024-06-03) [2024-04-04]. https://icd. who. int/browse10/Content/statichtml/ICD10Volume2 _ en _ 2010. pdf.

[2] 中华医学会精神科分会. 中国精神障碍分类与诊断标准 [M]. 山东：山东科学技术出版社，2001.

[3] 中国临床试验注册中心. 催产素对男性性取向影响的研究 [EB/OL]. (2017-06-01) [2024-02-01]. https://www. chictr. org. cn/showproj. html? proj＝19182.

付出。对于医生来说，最重要的道德因素就是"仁"，医乃仁术，这是中国传统儒医秉承的道德规范。而对于患者来说，其对医生的信任最为重要，患者只要放心把自己交给医生，相信医生会尽自身最大努力把自己照顾好。所以，医生的角色就是尽力去关心照顾患者，实现患者的最大利益，而患者的角色是给医生提供自身详细的病情。这种对医生的美德要求使我国古代涌现出一批医德高尚、医术精湛的大医，如华佗、李时珍、扁鹊、张仲景、孙思邈等。

西方法律以判例法为主，而我国法律以法条为主。因此，本书无法从法院审理的案件中获取我国知情同意立法的发展脉络，也无法查到中国第一例有关知情同意的案件，所以本书主要以法律条文作为支撑来阐述我国知情同意的发展轨迹。

1982 年卫生部颁布的《医院工作制度》规定："实行手术前必须有患者家属或单位签字同意。"该制度首次在我国规章制度中提出"同意"的概念❶。

1994 年施行的《医疗机构管理条例》第 33 条规定："医疗机构施行手术、特殊检查或者特殊治疗时，必须获得患者同意，并应当取得其家属或者关系人同意并签字；无法取得患者意见又无家属或者关系人在场，或者遇到其他特殊情况时，经治医师应当提出医疗处置方案，在取得医疗机构负责人或者被授权负责人员的批准后实施。"❷ 该条规定的知情权的范围限于施行手术、特殊检查或者特殊治疗，这一权利由患者及其家属或者关系人共享，且不仅要获得其家属或者关系人同意，并且要获得其本人签字。由此看来，患者家属或者关系人同意的效力似乎大于患者本人，而不管患者是否具有表达能力；该条的进步之处在于规定了医方特殊干预权启动的条件，但遗憾之处是并未对其他特殊情况作出明确的规定，也未通过《医疗机构管理条例实施细则》对此加以明确。《医疗机构管理条

❶ 周丹丹. 论患者知情权 [D/OL]. 烟台：烟台大学，2016 [2023-12-11]. https://kns. cnki. net/kcms2/article/abstract? v＝kxD1c6RDvBxMbGNCZLuV5z8Nw9UtgozUxa8S0uBihVtfuFix1h97uAm3gkMyVe21WsLUnHgOAzlcER3uRAT71SwqyksO_Ms7yIeIwpQDoJKYfpAtnFiqApLPhPfk9ZBW5hUXnsUkPuMSPuMryhAuJSAc0W2XogcVlMY0dFBMWVcEgU6HW8BI6H6WMP1jzRIWpXthQxdiMayGgMwC9qTJlA==＆uniplatform＝NZKPT＆language＝CHS.

❷ 周丹丹. 论患者知情权 [D/OL]. 烟台：烟台大学，2016 [2023-12-11]. https://kns. cnki. net/kcms2/article/abstract? v＝kxD1c6RDvBxMbGNCZLuV5z8Nw9UtgozUxa8S0uBihVtfuFix1h97uAm3gkMyVe21WsLUnHgOAzlcER3uRAT71SwqyksO_Ms7yIeIwpQDoJKYfpAtnFiqApLPhPfk9ZBW5hUXnsUkPuMSPuMryhAuJSAc0W2XogcVlMY0dFBMWVcEgU6HW8BI6H6WMP1jzRIWpXthQxdiMayGgMwC9qTJlA==＆uniplatform＝NZKPT＆language＝CHS.

例》第 62 条规定:"医疗机构应当尊重患者对自己的病情、诊断、治疗的知情权利,在实施手术、特殊检查、特殊治疗时,应当向患者作必要的解释,因实施保护性医疗措施不宜向患者说明情况的,应当将有关情况通知患者家属。"该条规定扩大了知情权人的范围,更强调了医方在实施手术、特殊检查、特殊治疗时的说明义务,并且基于不伤害的伦理原则规定:因实施保护性医疗措施不宜向患者说明,但应当将有关情况通知患者家属。

1999 年 5 月 1 日,我国开始实施《执业医师法》。该法强调了患者的知情同意权。其第 26 条规定:"医师应当如实向患者或者其家属介绍病情,但应注意避免对患者产生不利后果,医师进行实验性临床医疗,应当经医院批准并获得患者本人或者其家属同意。❶"该条规定强调了医师的如实说明义务,并要注意避免对患者产生不利后果,但却缩小了同意权人的范围,仅规定了进行实验性临床医疗的患方同意权,且未规定这种同意的形式要件应当是书面形式。该条也未规定医方特殊干预权启动的条件,限缩了知情同意的范围。

2002 年 9 月 1 日起施行的《医疗事故处理条例》第 11 条关于知情同意权做了如下规定:在医疗活动中,医疗机构及其医务人员应当将患者的病情、医疗措施、医疗风险等如实告知患者,及时解答其咨询,但是,应当避免对患者产生不利后果❷。

《执业医师法》《医疗事故处理条例》《医疗机构管理条例》《医疗机构管理条例实施细则》等法律、法规中都可散见有关知意同意的立法条款。但由于长期以来家长式医患关系模式占主导地位,知情同意理论并未受到重视,问题主要表现在医事立法和司法解释中。虽然对医疗事故及其之外的其他医疗侵权行为规定了

---

❶ 周丹丹. 论患者知情权［D/OL］. 烟台:烟台大学, 2016［2023-12-11］. https://kns. cnki. net/kcms2/article/abstract? v＝kxD1c6RDvBxMbGNCZLuV5z8Nw9UtgozUxa8S0uBihVtfuFix1h97uAm3gkMyVe21WsLUnHgOAzlcER3uRAT71SwqyksO_Ms7yIeIwpQDoJKYfpAtnFiqApLPhPfk9ZBW5hUXnsUkPuMSPuMryhAuJSAc0W2XogcVlMY0dFBMWVcEgU6HW8BI6H6WMP1jzRIWpXthQxdiMayGgMwC9qTJlA==＆uniplatform＝NZKPT＆language＝CHS.

❷ 浦亮. 我国患者知情权若干法律问题研究［D/OL］. 上海:上海社会科学院, 2013［2023-11-11］. https://kns. cnki. net/kcms2/article/abstract? v＝kxD1c6RDvByizWw-g8IG0otC2GL5q6-N0Pa0emtZBuoHGRsif1PGsWU4_92JW14cUmYzx4VbBfkoGLyix2radIKgTmcjGhPUoeRJ1I2m9T1p7MDg1GWukoQHde1JfIIQPSC8Hk73-FZL0g4gl6l9f6p_dET3iIDaP2FSgjA9wP63dTODjJFPwkgroeAw9OZz-VRiRHwoRRg＝＆uniplatform＝NZKPT＆language＝CHS.

损害赔偿，但对于侵害知情同意权却没有明确的规定，致使司法实践中法律适用混乱，同案不同判❶。

2010年7月1日，《侵权责任法》的施行让有关知情同意权的诸多问题得到了解决。其第55条规定：医务人员在诊疗活动中应当向患者说明病情和医疗措施，需要实施手术、特殊检查、特殊治疗的，医务人员应当及时向患者说明医疗风险、替代医疗方案等情况，并取得其书面同意，不宜向患者说明的，应当向患者的近亲属说明，并取得其书面同意。医务人员未尽到前款义务，造成患者损害的，医疗机构应当承担赔偿责任。该法的改进之处在于明确了医方说明义务的三种形式：一是一般告知。适用于一般诊疗活动，医务人员向患者简要说明病情和医疗措施❷。这是最常见的告知形式，通常是口头告知，不需要书面形式的知情同意；缺点是一旦发生医疗纠纷，医院难以举证证明自己已经依法履行了告知义务。二是特殊告知。适用于对需要实施手术、特殊检查、特殊治疗的患者，医务人员应当及时向其说明医疗风险、替代医疗方案等情况，并取得其书面同意。这种告知的优点是：一旦发生医疗纠纷，医院可以出示知情同意书，证明自己已经依法履行了告知义务，缺点是程序比较烦琐，实施成本高。三是向患者近亲属的告知。适用于当某些病情、治疗措施等信息不宜向患者说明或需对患者实施保护性医疗措施时，应当向患者的近亲属说明，并取得其书面同意。这一规定体现了生命伦理中的有利原则，展现了人文主义的情怀。

《侵权责任法》的颁布无疑统一了知情同意权规则，重申了知情同意权是一项法定权利。在我国医疗侵权法律立法史上具有里程碑意义。《侵权责任法》第56条规定：因抢救生命垂危的患者等紧急情况，不能取得患者或者其近亲属意见的，经医疗机构负责人或者授权的负责人批准，可以立即实施相应的医疗措

---

❶ 苏玉菊，王晨光．法律解释视角下的患者权利冲突之解决——以生命权与知情同意权的冲突为例[J]．月旦财经法杂志，2012，9（30）：5-23.

❷ 浦亮．我国患者知情权若干法律问题研究［D/OL］．上海：上海社会科学院．2013［2023-11-11］．https://kns.cnki.net/kcms2/article/abstract? v＝kxD1c6RDvByizWw-g8IG0otC2GL5q6-N0Pa0emtZBuoHGRsif1PGsWU4 _ 92JW14cUmYzx4VbBfkoGLyix2radIKgTmcjGhPUoeRJ1I2m9T1p7MDg1GWukoQHde1JfIIQPSC8Hk73-FZL0g4gl6l9f6p _ dET3iIDaP2FSgjA9wP63dTODjJFPwkgroeAw9OZz-VRiRHwoR-Rg＝&uniplatform＝NZKPT&language＝CHS.

施。这是对医方特殊干预权（即对患者知情同意权的限制）的规定❶。此处给特殊干预权的启动加上另一个限制条件，即在不能取得患者或者其近亲属意见时方能启动。那么，在实践中，这种紧急情况或其他特殊情况是由院方判定并承担风险？还是由患方判定并承担风险？还是由法院判定并分配风险？很显然由前两者判定并承担风险都不切实际，难以做到。因此，还是应该由法院判决，但鉴于中国并非判例法传统的国家，法院往往局限于具体条文的适用，而忽略对法律整体的理解、法律精神的把握，于是，现实中，判决结果极具不确定性。这加剧了此类情况下医方基于风险的规避而容易出现见死不救的悲剧。

2019 年颁布的《基本医疗卫生与健康促进法》与 2020 年颁布的《民法典》共同构成了保护公民健康权和个人权益的法律基础。两部法律虽然关注的重点不同，但在保障人民健康权益方面有着一致性，都体现了对公民基本权利的保护和尊重。两者在相关法条中对知情同意都作了具体的规定，两者相辅相成，共同维护公民的合法权益。

《基本医疗卫生与健康促进法》是为了保障公民的基本医疗卫生服务和促进健康而制定的一部法律，它规定了伦理审查制度、知情同意制度，并提出了对医生执业的专业伦理要求。其中关于"知情同意"的规定非常重要，它确保患者和研究参与者在接受医疗服务和参与研究前能够充分了解医疗和干预措施的相关信息，患者和研究参与者自愿作出决定。在保护临床诊疗患者方面，该法第三十二条规定：公民接受医疗卫生服务，对病情、诊疗方案、医疗风险、医疗费用等事项依法享有知情同意的权利。需要实施手术、特殊检查、特殊治疗的，医疗卫生人员应当及时向患者说明医疗风险、替代医疗方案等情况，并取得其同意；不能或者不宜向患者说明的，应当向患者的近亲属说明，并取得其同意。法律另有规定的，依照其规定。针对医学研究中的参与者，第三十二条同时规定：开展药物、医疗器械临床试验和其他医学研究应当遵守医学伦理规范，依法通过伦理审查，取得知情同意。这些规定旨在保护患者和研究参与者的权益，确保医疗服务

---

❶　浦亮. 我国患者知情权若干法律问题研究［D/OL］. 上海：上海社会科学院 . 2013［2023-11-11］. https：//kns. cnki. net/kcms2/article/abstract？v＝kxD1c6RDvByizWw-g8IG0otC2GL5q6-N0Pa0emtZBuoHGRsif1PGsWU4~_ 92JW14cUmYzx4VbBfkoGLyix2radIKgTmcjGhPUoeRJ1I2m9T1p7MDg1GWukoQHde1JfIIQPSC8Hk73-FZL0g4gl6l9f6p_dET3iIDaP2FSgjA9wP63dTODjJFPwkgroeAw9OZz-VRiRHwoR-Rg=&uniplatform=NZKPT&language=CHS.

和医学研究的透明度和合法性。

2021 年，我国开始正式实施《民法典》，它是中国的一部基本法律，它整合和修订了原有的民事法律、法规，包括《婚姻法》《继承法》《民法通则》《收养法》《担保法》《合同法》《物权法》《侵权责任法》《民法总则》等。

2022 年实施的《中华人民共和国医师法》第二十五条规定：医师在诊疗活动中应当向患者说明病情、医疗措施和其他需要告知的事项。需要实施手术、特殊检查、特殊治疗的，医师应当及时向患者具体说明医疗风险、替代医疗方案等情况，并取得其明确同意；不能或者不宜向患者说明的，应当向患者的近亲属说明，并取得其明确同意。

梳理我国法律制度发展的脉络，我们可以清晰看到：一是中国患者已经被赋予了知情同意的权利；二是家庭在患者知情同意过程中始终处于较为重要的地位；三是中国经历了一个从医疗父权到患者拥有知情同意权的过程。但是从目前的立法看来，患者的知情同意权并非是绝对的权利。在特殊情况下，也就是在维护患者最佳利益的情况下，医生有特殊干预权，可对患者的权利进行消解。

三、中国医生职业道德中的知情同意发展

2011 年 6 月，中国医师协会颁布了《中国医师宣言》。该宣言的核心精神是"平等仁爱、患者至上、真诚守信、精进审慎、廉洁公正、终身学习"。该宣言对知情同意也有明确的阐述，其第三条规定：有效沟通，使患者知晓医疗风险，不因其他因素隐瞒或诱导患者，保守患者私密。这一点充分肯定了医生应该对患者进行充分告知。除此之外，第二条也涉及知情同意的内容：尊重患者及其家属在充分知情条件下对诊疗决策的决定权。该条强调了患者具有知情的权利和为自己作出决定的权利。这种知情同意实质是双向的责任：一是医生有责任为患者提供信息，从而帮助患者更好地作出决定；二是患者有责任获得信息，并且参与到决定的过程中去❶。

---

❶ 中国医师协会. 中国医师宣言［EB/OL］.（2011-08-23）［2024-01-05］. http://www.cmda.net/zgysxy/11016. jhtml.

第三节　中西方知情同意历史发展比较分析

我国医学研究中的知情同意是通过与国际机构之间的合作而发展起来的，所以其内涵与西方国家没有很大的区别，但是临床诊疗中的知情同意在表现形式上却与西方社会有一定的差异。在西方知情同意发展进程中，由于担心医生的父权可能会威胁患者自主的权利，从而导致患者对医生专业判断的抵制，患者的自我决定权与医生的专业责任之间产生了张力。我国也在努力平衡尊重患者的自我决定权和医生专业责任，但是担心医生的父权并不是知情同意的原初动力，而是我国患者自我权利意识的觉醒，并且当前法律和规章都明确要求医生应该尊重患者自我决定的权利，医生应该向患者解释清楚相关的信息。总的来说，中西方临床诊疗中的知情同意原则发展的区别可以大致概括如下：

（1）西方经历了一个从不告知到彻底告知的转变过程。从最初强调医生的责任转移到了强调患者的权利，而我国的这种转变还不够彻底，我们目前强调的是患者自我决定权和医生责任的一种平衡。

（2）西方知情同意的对象仅仅是指患者本人，而中国知情同意的对象是患者及其家属。2022 年新修订的《中华人民共和国医师法》第 25 条规定❶："医师在诊疗活动中应当向患者说明病情、医疗措施和其他需要告知的事项。需要实施手术、特殊检查、特殊治疗的，医师应当及时向患者具体说明医疗风险、替代医疗方案等情况，并取得其明确同意；不能或者不宜向患者说明的，应当向患者的近亲属说明，并取得其明确同意。"也就是说，在面对重大疾病时，中国的法律允许医生不告知患者而是告诉患者的家属，这就要求医生应该根据实际情况作出不同的判断。

（3）西方的告知从医生的主观告知转变为了理性人标准，再从理性人标准转移到了患者完全自主决定。中国的告知标准并不是特别明确，有时候患者不会被直接告知，医疗决定的责任始终在医生手里。这种责任要求医生应该始终以患者

---

❶　全国人大．中华人民共和国医师法［EB/OL］．（2021-08-20）［2024-5-5］．http：//www.npc.gov.cn/npc/c30834/202108/d954d9fa0af7458aa862182dc50a0d63.shtml

的最佳利益至上。中国的模式是平衡医生的专业能力和患者的自我决定，为的是寻求一种和谐。为了达到此目的，不管患者的需要是否有明确的表达，支持患者自主的最好方式并不是坚持以患者自我决定的权利来避免医生的父权，而是增加医生的责任感来为每个特殊患者提供帮助。因此，这对医生的道德水平和医患沟通水平提出了较高的要求。

通过以上分析，似乎可以看出中西方知情同意的差异在于西方社会更关注个人权利，而我国社会更关注患者个体的利益。这样一种结论似乎会造成一种误解，即自从有了知情同意后，西方社会就不那么关注患者个体的利益，患者自主权利和患者个体利益之间形成了一种对峙。但是，西方社会的知情同意背后有一些潜在因素仍需要我们去挖掘。

在 20 世纪下半叶，知情同意和自主就紧密地交织在一起。知情同意一直都是医疗实践中的底线要求，一个有决定能力的成年人拥有自我决定的权利。然而，仅仅关注知情同意往往会掩盖一个潜在的前提，那就是为患者由于疾病引起的严重不良情绪和困难决定提供社会支持。以癌症为例，在美国，针对癌症患者的社会工作开始于 20 世纪初，社会工作者在照顾癌症患者方面发挥了积极的作用，因为他们扮演了医护人员不可替代的人文关怀角色。在社会工作者看来，癌症患者并不是一个躺在病床上不幸、独立的个体，他们应该是家庭和社区的一员。1977 年，美国罗彻斯特大学医学院精神病学和内科教授恩格尔（Engel G. L.）在《科学》杂志上发表了题为《需要新的医学模式：对生物医学的挑战》的文章，批评了现代生物医学模式的局限性，指出这个模式不能解释并解决所有的医学问题。为此，他提出了一个新的医学模式，即生物-心理-社会医学模式。1983 年，根据社会需要，美国政府成立了国家癌症社会工作者协会。2008 年，美国医学研究所首次宣布常规癌症治疗应纳入社会心理方面的考量❶。可见良好的社会支持可以增加癌症患者的适应能力，促使其使用积极的应对策略，减轻其身心症状，对其生活质量的提高起到积极作用。美国癌症社会工作者在癌症患者的心理社会适应、疼痛管理、情绪支持等方面做出了显著贡献。西方社会的现实情况告诉我们，患者个人权利和个人利益之间是可以相互兼容的。

---

❶ ADLER N E, PAGE A E K. Cancer care for the whole patient：meeting psychosocial health needs［R］. Washington（DC）：National Academies Press（US），2008：5.

　　研究发现❶，癌症患者获得的社会支持越多，其对未来生活的希望水平就越高。这时患者会以更加积极的态度去承担诊断的结果，医生在告知的时候也会显得更加有信心。所以，我们需要阐述清楚导致告知在中国如此困难的潜在社会因素，那就是中国社会可能缺乏对患有癌症等疾病患者的完善情感支持系统，大部分癌症患者是无法独自面对疾病给自身带来的恐惧和绝望的，当患者在接受医疗噩耗并且要为此作出生死攸关的决定的时候，心理上如果能够获得社会的支持是极其重要的。因此，在缺乏对患者心理和情感支持的社会网络中，一味地强调和要求医生将重大疾病实情告知患者是一种不负责任的表现。

　　对患者的社会支持系统和其他因素的研究让我们开始重新反思知情同意。中国的文化并不是不尊重自主，而是，如果我们过度地依赖于西方文化来解释为什么知情同意不适用于中国，这样会导致我们的研究出现盲点——中国社会强调关系自主（家庭的参与）和情感依赖。中国医生虽然意识到了患者在心理方面的需要，但中国的医学教育并没有对医生进行系统的告知方式、方法的培训，所以医生只能把这种告知的责任转嫁给家庭。部分医护人员表示，由于自己在心理和伦理方面没有接受太多的培训，所以在是否告知患者诊断结果方面基本上都是遵循家属的意见。因为在医护人员看来，患者家属就是患者与医护人员之间最好的桥梁。中西方之间出现的知情同意差异并不是中西方自主理论之间的冲突，而是社会发展中必然出现的一个问题，所以，在临床诊疗中，加强知情同意的最好方式是加强公众的教育和建立强大的社会支持系统以缓解患者情感和精神方面的压力，而不是一味地强调自主。

---

　　❶　BAUDRY A S，DELPUECH M，CHARTON E，et al. Association between emotional competence and risk of unmet supportive care needs in caregivers of cancer patients at the beginning of care［J］. Supportive Care in Cancer，2024，32（5）：302.

第三章

中西方知情同意实践对比

知情同意的传统模式可能过多地关注患者个人的权利，而忽视患者在交流过程中的情感需要。事实上，让一个患者为自身的决定负责并不仅仅包含患者要自主地作出决定，而且还取决于医患之间的沟通是否充分。为此，我们需要进一步了解知情同意具体的实践形式，了解知情同意在具体操作层面可能会遭遇的问题。

第一节　知情同意的四种经典模式

目前知情同意原则典型的实践模式大致可以分为四种：①个人自主模式；②信任模式；③父权主义模式；④家庭主义模式。其中个人自主模式和信任模式是西方社会的典型模式，而中国社会存在的比较典型的模式是父权主义模式和家庭主义模式。个人自主模式是把知情同意作为信息交换的手段和责任分配的工具，而信任模式把医生的角色涵盖进来，以确保交流的成功，并最终帮助患者实现目标，父权主义模式是医生或家庭把客观善强加给患者，从而实现患者的最佳利益，家庭主义模式是以家庭决策为手段而保障患者的最佳利益，下面我们将详细分析这四种模式。

一、个人自主模式

个人自主模式是患者或研究参与者通过一定的形式自主授权给医生或研究人

员进行医疗干预或研究。其中自主授权要求的不是默许、屈服或遵从医生或研究者的安排或建议，而是本人在充分理解和完全不受他人控制的情况下，有意授权医疗或研究专业人员做某件事时，才实现自主意义上的知情同意。

芬登和比彻姆在《知情同意历史和理论》一书中最先把个人自主作为知情同意的基础，并进行了深入的探讨。他们认为个人自主理论是知情同意的理论基础。个人自主的知情同意应该符合以下四个特点：①知情同意应该符合法律中关于尊重自主的相关要求。美国的法律要求医生尊重患者的自主权利，就算是患者错误的决定，医生也无权干涉。②尊重个人自主应该作为知情同意的理论基础。自主是患者的权利，知情同意的目的就是为了实现患者的自主性。③知情同意是一项有约束力的社会规范。尽管芬登和比彻姆认为他们对个人自主理论的概念分析并没有涉及社会规范的约束力，但是他们认为知情同意的自主性可以作为衡量社会规范的标准。④知情同意可以当作是自主行为的一种形式。这种自主的行为必须满足三个条件：意愿、理解、自由。其中意愿最能够代表自主的特点，而且这种意愿并没有程度的不同，要么有意愿，要么没有意愿，如果没有意愿，个体只能对一个提议表示同意或默认，而没有决定的权利。只有建立在患者意愿的前提下，知情同意才是对医生采取行动的自动授权。这个行动自然会对患者产生直接的影响，进一步来说，个人自愿授权的行动才是个人意志的体现，因此，个人要为此负责。芬登和比彻姆认为这并不是说患者应该独自负责，而是医患双方共同负责，但是，他们反对 1982 年美国总统生命伦理委员会提出的医患共同决策模式，因为医生的参与将影响患者的自主授权，至于如何授权和怎样授权并不重要❶。

在《知情同意历史和理论》一书出版不久后，比彻姆与邱卓思二人共同出版了《生命医学伦理原则》。此书对知情同意的个人自主模式也进行了较为深入的探讨。对于比彻姆和邱卓思来说，尊重自主应该在道德生活中发挥更多的作用。他们将尊重自主分为积极的尊重自主和消极的尊重自主。积极的尊重自主就是医生提供信息帮助患者并促进其作出自主的决定。就如康德所主张的，把他人作为目的这一需求要求我们帮助他人实现他们的目的，增强他们作为行为主体的能

❶　FADEN R R，BEAUCHAMP T L. A history and theory of informed consent [M]. New York：Oxford University Press，1986：281.

力，而不只是把他们仅仅当作我们实现目的的手段。消极的尊重自主就是患者自主的行动不应该被干涉。如"只要人们的思想和行为没有严重危害他人，我们就必须尊重他们的观点和权利"❶。

除此之外，也有其他人把个人自主作为知情同意的规范理论。康德认为，尊重自主源于承认所有人都具有无条件的价值，每个人都有决定自身命运的权利，密尔认为只要个人没有影响他人，社会就不应该干涉其自由，所以贝格（Berg）等通过康德和密尔的理论为自主进行辩护，自主就是知情同意的理论基础，它是一种自我构建的理论，理性的自主是人类美好生活的基础❷。

然而，个人自主的知情同意模式存在以下不足：

（一）责任由医生向患者转移

实施知情同意权的初衷是为了限制医生的权力并保护患者或者研究参与者的利益不被侵害。但现实中，医生仅仅把知情同意当成一个医疗环节，知情同意书中大量的文字和晦涩的专业术语让多数患者只能被动地、盲目地甚至强迫性地在知情同意书上签署同意。一旦患者签署了同意，医疗的最终责任被无形地转移到患者身上。通过这样一种看似合乎伦理的形式，医生却可以防止自身卷入可能的医患纠纷。患者所谓的自主看起来是把权利给了自己，增强了就医人群的满意度，实际上却成了一种责任的转移方式。这种推卸责任的方式在一定程度上损害了医患之间的关系，凸显了知情同意的工具理性，却丧失了其价值理性。

（二）强调患者完全自主和完全理解是不现实的

尊重自主首先要确保患者有完全自主的能力，然而患病的事实只能减弱患者的自主性，有些严重疾病的诊断结果甚至会使一些人作出不理智甚至有害的行为，因此医生应该通过各种努力来增强患者的自主，但是医生的参与又是对患者

❶ 汤姆·比彻姆，詹姆士·邱卓思. 生命医学伦理原则 ［M］. 李伦，译. 5 版. 北京：北京大学出版社，2014：78.

❷ BERG J W，APPELBAUM P S，LIDZ C W，et al. Informed consent：legal theory and clinical practice ［M］. New York：Oxford University Press，2001：56-67.

自主性的干涉，所以这种模式出现了一种二律背反。另外，对于一个实施知情同意的医生来说，他们永远不知道什么时候能完成告知任务。一个列有很多可能风险的清单仍可能忽略了一些重要的风险，很容易出现所谓的"挂万漏一"。再者，对所有利益、风险和选择方案的描述可能并不能保证患者真正理解信息。即使患者表示了理解，医生还得思考一下患者是否真的实现了理解，或者说这可能只是患者的一种随口表达。不同人对词汇（尤其是医学术语）有不同的理解。当涉及让人充满焦虑的疾病时，人们会倾向于选择性倾听，患者关注的东西与医生关注的东西不一样，因此，有时医生想要传达的意思很可能被患者曲解了。以癌症为例，患者几乎不知道有些癌症是迅速致命的，有些癌症不碍事，有些癌症的治愈率是 99％，有些癌症的治愈率不到 1％，某种癌症可能在几个月内迅速增长，几年内却停止增长，可能几年内都限于局部，或者一开始就扩展全身，有些癌症能够长期被抑制，另一些癌症则不能。因此，在医疗实践中，很可能会出现这样一种窘境：一位患者认为癌症是可治愈的，另一位患者却认为癌症意味着死亡的来临[1]。

（三）容易忽视对患者的心理支持

个人自主理论仅仅关注权利和责任的转移，而忽视知情同意过程中患者作决定时所需要的心理支持。美国著名作家马克·吐温说过：思想对身体的影响非常巨大，很多催眠大师用想象力来促进他们的工作。因为他们都意识到了这种力量的作用。医生可以用面包作为药片来治疗很多患者，因为他们知道疾病有时仅仅是一种心理想象。如果患者对医生充分信任，那么这个面包药片将产生意想不到的疗效[2]。希波克拉底誓言中也明确强调为患者谋利益[3]。当然，我们并不是说告知一定是不合理的，有时面对心理强大的患者或患者有获得自身身体状况的必要性时，我们也应该尊重患者的权利，只是说，善意的谎言在有些情况下也是合理的，所以我们应该认真反思知情同意的伦理价值，毕竟道德哲学并不关

❶ DOMÍNGUEZ M，SAPIÑA L. From sweeteners to cell phones—cancer myths and beliefs among journalism undergraduates [J]. European Journal of Cancer Care，2020，29（1）：e13180.

❷ TWAIN M. Christian science and the book of Mrs. Eddy [EB/OL]. (2011-12-1) [2023-12-1]. https://americanliterature.com/author/mark-twain/short-story/christian-science-and-the-book-of-mrs-eddy

❸ HIPPOCRATES. Hippocrates [M]. W. H. S. Jones，Trans. MA：Harvard University Press. 2011：45.

注人为什么活着，而是让人们反思应该如何生活。在诊疗过程中，我们面对的不仅仅是权利，而是具有本体价值的人。适度保密对于患者的康复有时非常重要和关键，心理健康是患者健康不可忽略的因素。如果过多地关注权利，那么我们往往忽视了过程，忽视医患之间沟通所需要的支持和关爱。因为医生忽略诊断结果可能会给患者带来恐惧甚至是绝望，还有医生可能会担心卷入法律诉讼，因为他们害怕自身的行为可能会侵犯患者的自由，这种形式上的知情同意实际上成了医生逃避责任的保护伞，相比之下，患者的健康已变得不那么重要。

（四）如何建立自主选择能力是个难题

比彻姆和邱卓思确实认为个人自主是一种后天形成的能力而不具有先验性。尊重自主包括促进和维护他人自主选择的能力，帮忙消除那些会影响自主行为的恐惧，促进患者作出充分的决定，以帮助患者实现其目标，这就避免了把患者仅仅当作手段，但是对于如何建立这种自主选择的能力并没有答案。

下面我们将通过一个案例来更好地理解知情同意自主模式的实践情况。韩某，女，25岁，教师，已婚，至今没有小孩。2018年1月，韩某参加了单位组织的一年一度的职工体检，李医生发现韩某其中的一侧卵巢出现了一个恶性肿瘤。根据李医生的经验，这种疾病最好的治疗方式就是对患有恶性肿瘤的病灶卵巢进行切除，而其他正常的卵巢及子宫则没必要切除。然而，作为单位同事，李医生也知道韩某的妈妈多年前死于卵巢癌。自那以后，韩某也一直非常担心自己将来是否也会患此疾病。鉴于韩某妈妈死于卵巢癌的事实，李医生担心告知其诊断的结果将导致韩某焦虑和恐慌。李医生如果告知韩某她患有癌症的事实，并且建议她切除有病灶的那个卵巢，那么韩某自己将很可能选择把另外一个卵巢和子宫切除，甚至还会切除输卵管等其他相关器官。在李医生看来，这种扩展性的手术并不是没有必要，而是这种手术将最终导致韩某无法正常生育。然而，李医生早已知道韩某夫妇有了近期生育小孩的计划。如果根据个人自主模式，李医生应该如何抉择呢？

依据个人自主模式的逻辑，知情同意最为重要的一个条件就是保证患者的自主性，也就是韩某应该在没有外在控制因素影响的情况下自主地作出最终选择。

而对于李医生来说，他需要做的就是确保韩某获知了所有关于自己病情的诊疗信息，而没有责任和义务去帮助韩某克服其心理的焦虑和恐惧。尽管如此，李医生还是担心韩某如果选择切除两个卵巢的话，她将会后悔，但是个人自主模式并没有为其提供其他一些更好的选择，如果李医生知道韩某夫妇将以不生育为代价而选择切除两个卵巢，那这种模式的知情同意将没有问题。事实上，韩某最终还是无从决定，因为她渴望自然生育孩子。但如果不切除两个卵巢，她又会因为担心另外一个卵巢有患病的风险而感到焦虑。这时，韩某被困在一种两难的困境中。

韩某是一个能力完整且可以自我决定的人，她接受了医生的诊断告知和手术建议，但是在真正需要作出决定的时刻，却举棋不定。在这种情况下，什么叫作"自我决定"？如果李医生努力想分担韩某关于癌症可能扩散的恐惧，那么医生是否在影响患者的决定？是否允许医生主动联系患者的丈夫？如果不能很好地回答这些实际问题，那么个人自主理论始终是不完整的。个人自主实践模式面对较为复杂的情景时会显得苍白无力。

二、信任模式

很多人认为知情同意原则最好放在医患关系信任的语境中去理解，这与简单的法律和契约式的模式完全相反。信任模式认为医生在医患关系中应该扮演一个可信任的顾问，也就是说，医生必须帮助患者作出符合他们价值观的决定。这是对个人自主模式的一种超越。这种信任交换理论首先由美国生命伦理学家约菲（Joffe）提出❶。这种模式有两个特点：一是它意识到了医生在帮助患者反思自己的价值观方面扮演着重要的角色；二是它强调了信任作为公共善值得在医患关系中进行推广，即医患双方应该相互信任。

约菲并不反对医生为了患者的最佳利益而采用父权模式，而是建议在每一段医患关系中，医生扮演的角色应该是介于顾问和父权之间。在父权模式中，医生掌握决定权，而在信任模式中，患者掌握决定权。在每一段医患关系中，权利在

---

❶　JOFFE S，TRUOG R D. Consent to medical care：the importance of fiduciary context ［M］. New York：Oxford University Press，2010：350.

医患两端滑动。另外，在约菲看来❶，医疗决定包括决定手段和决定结果，他认为患者应该决定结果，而医生应该决定过程。当然，随着患者病情和治疗选择的不同，治疗手段和结果也会发生相应变化，详细分析如下：①患者最清楚什么选择才是最符合其自身价值的选择，而结果通常包含了价值观的衡量，所以患者通常对医疗结果作出决定；②如果手段包含在结果的衍生价值中，患者应该对实现结果的手段作出决定；③如果手段不包含在结果的衍生价值中，医生应该对手段作出决定❷。

　　然而，尽管约菲强调了知情同意应该以医患之间信任的形式重新建构，但并没有解释为什么必须是信任，而不是父权或个人自主，一种可能的原因是，信任是一种值得推广的公共善。对此，其他伦理学家帮他进行了阐述，在滕舍（Tannsjo）看来❸，尽管医疗系统中的信任不是固有的善，但是信任对于医疗系统的稳定确实相当重要。如果患者不相信他们会获得需要的治疗的话，他们将不再通过医院治疗疾病，医疗系统将彻底崩溃。埃亚勒（Eyal）在滕舍等人研究的基础上认为❹，医疗系统中的信任可以让人们愿意去寻求医疗服务并服从医嘱，同时积极参与相关医疗研究。同时，因为心理因素也能在治疗中发挥作用，当患者信任医生时，治疗成功的概率就会提高。强调信任的论断实质是功利主义，信任被当作公共善在促进人类健康等方面值得推广，强迫、欺骗、操纵还有其他一些违反知情同意的行为都会严重损害这种信任。还有学者认为，信任在所有人际关系中都是绝对必要的，它能够减少人际关系的复杂性。因此，我们必须信任我们的脆弱性不会被权力、利益、声望或者喜好利用❺。证据表明，医生或研究者所披露信息的类型和详细程度、患者或研究参与者对信息的理解以及他们的决定如何受到影响等方面存在差异，如果医生几乎没有接受过关于知情同意实践方面

---

❶　JOFFE S，TRUOG R. D. Consent to medical care：the importance of fiduciary context ［M］. New York：Oxford University Press，2010：350-355.

❷　JOFFE S，TRUOG R. D. Consent to medical care：the importance of fiduciary context ［M］. New York：Oxford University Press，2010：355.

❸　TANNSJO T. Utilitarianism and informed consent ［J］. Journal of Medical Ethics，2013，8（1）：445.

❹　EYAL N. Informed consent：the value of trust and hedons ［J］. the Journal of Medical Ethics，2014，40（7）：447.

❺　罗纳德·蒙森. 干预与反思：医学伦理学基本问题 ［M］. 林侠，译. 北京：首都师范大学出版社，2010：755.

的培训，由于时间紧迫，患者往往对医生所提供的手术或药物治疗的风险和替代方案知之甚少。因此，他们的决定更多的是出于对医生的信任或对权威的尊重，而不是医生所提供的信息[1]。

埃亚勒认为，患者对医生的信任对维护医疗系统至关重要。对于约菲等人来说，医生作为顾问可以帮助患者过上符合自身价值观的生活。这两个人都意识到患者对医生的感觉影响了他们对医生的解释和建议的态度，这些都会对患者接下来的决定过程产生影响。这样看来，建立在信任基础上的知情同意是医生建议患者如何更好地获得他们渴望的、符合其价值观的结果。为此，医生必须认真对待患者期待的结果，患者也应该相信医生一定会这么做。

信任模式与个人自主模式不同的地方在于信任模式考虑到了患者对医生的态度会影响其决定。如果患者能够充分相信医生，且医生能够在充分了解患者个人价值观的基础上做好顾问角色的话，这将有利于医生向患者提出建议。然而，有很多心理因素并不能通过了解患者的价值观来解决，如在诊断时患者出现的震惊和恐惧，在告知不好消息时患者出现的焦虑、迟疑、恐惧等。除此之外，医患之间信任的建立并不主要通过医生帮助患者进行理性思考和选择获得，医生通过心理上安抚患者将更能够促进患者对医生的信任并且影响患者的决定。一个全面的理论一定包含了医患之间的情感因素，信任理论几乎满足了这种要求，但是它仅仅强调了信任是建立关系的关键特征，并强调患者的理性思考，而不是情感的理解和支持，因此信任理论也不可能成为知情同意的完整理论。

再次回到李医生和韩某案例中，信任模式将建议李医生首先熟悉、了解韩某的价值观及其相关生活情况等。我们可以假设李医生主动进行了医患对话，因为韩某渴望正常生育小孩，所以李医生自然建议她接受保守的治疗方案，那就是仅切除有病灶的卵巢。另外，李医生还建议韩某每年进行定期身体检查，以防另外一个卵巢发生病变。在理性人看来，这种结果似乎是最好的决定，李医生也感觉这种建议并没有辜负韩某对他的信任。尽管如此，韩某对未来的焦虑却始终是存在的，因为她始终担心其子宫或另外一个卵巢可能会发生病变。这种焦虑很大程

---

[1] FALAGAS M E, KORBILA I P, GIANNOPOULOU K P, et al. Informed consent: how much and what do patients understand? [J]. Am J Surg, 2009, 198: 420-435.

度地影响了她的日常生活和工作。

韩某也许对李医生关于保守治疗的建议非常有信心，而且非常确信医生的建议是根据他多年的行医经验及深思熟虑后给出的，但是如果李医生并没有理解和回应韩某关于癌症风险方面的恐惧，韩某将始终感觉不满意并且感觉医生在某些方面还是没有尽到医护人员应有的责任。因此，韩某将很可能对李医生产生失望，转而寻求其他医生的帮助。如果其他医生也未能满足患者心理方面的需要，那么韩某很可能会感觉到生活的绝望。

三、父权主义模式

从中国文化角度看知情同意，我们强调社群伦理传统和美德思想，只要医生的行为符合家属意愿并且能够帮助患者实现最佳利益，不仅在理论上而且在实践上都应该主张向患者隐瞒真相甚至是给予善意的谎言。其具体的伦理要求为：如果医生作出了一个严重疾病的诊断（比如癌症），他应该首先告知患者最亲近的一位家属，由家属来决定是否以及如何把真相告知患者。如果家属之间经商量并一致决定不告诉患者患病的事实，那么医生必须服从这个决定并且帮助家属隐瞒真相。然而，对于倡导个人主义的西方社会来说，中国的这种忽略患者个人意愿并剥夺患者自我决定权利的作风常常被批判为父权主义（或家长主义）。

父权主义是指单单以给被强制人的福利、好处、幸福、需要、利益或价值为理由，认为粗暴干涉一个人自由的行为是合理的一种模式。很显然，父权主义是以效用主义为理论基础的，其目的是为了实现个体的最佳利益，从而可以不尊重甚至是违背个体自身的意愿。一般来说，很多医生都认为：只要为了患者的最大利益，他们可以对患者做任何事情。事实上，很多医生都认为他们甚至可以违背患者的意愿行事，因为他们认为自己比患者更了解患者的利益，而且最终患者会因他们提出的治疗方案而感激他们。然而，父权主义在当代社会遭到很多批判，因为父权主义具有以下弊端：

（一）忽视了个体自主权利

洛克认为❶：自我的权利是人类的一种自然权利，它神圣不可侵犯。康德认为❷：自我决定的内在属性具有绝对善的价值和意义，是一种绝对命令，任何干涉自主的行为都是错误的。个体自主除了具有内在价值外，也有工具性价值，忽视个体自主的权利可能会不利于医患之间的合作。现在凡是以"为了他人考虑"为借口的行为通常被认为是父权行为。中国传统的家庭主义模式通常被西方社会误解为父权主义。因为在中国社会的医疗实践中，重大疾病的诊断结果通常是告知家人而不是患者，家人可以替代患者作出医疗相关的决定，尤其是面临癌症等生死攸关的重大疾病时。在西方生命伦理学看来，中国的家庭主义并没有道德合理性。作为拥有人格地位的患者，其自我决定的权利具有本体论的价值和意义，患者应该拥有自我决定的权利，这种权利就是康德所谓的绝对命令，是任何一个拥有自由意志的个体所必须具备的。作为一种绝对权利，患者的最佳利益并不可以超越其自身的意愿，他人更不允许限制患者行使这种自我决定的权利，否则就是把人当成了手段而不是目的。因此，尽管一些医生仍然愿意为了患者的利益将治疗方案强加给患者，但患者不需要按照别人建议的那样去做，患者可以拒绝服用必需的药物，拒绝戒烟和戒酒，甚至还可以拒绝那些挽救自己生命所必需的治疗。西方社会重视自主的做法让我们意识到，在医疗实践中，患者并不总是做一些对自己有益的事情。面对西方社会种种道德批判，具有父权主义特征的模式似乎很难找到自身道德合理性的立足点。西方哲学家密尔（Mill）在《论自由》一书中批判了个人或政府的父权主义。他指出❸：个体的行为只要没有涉及他人的利益，个体就有完全行动的自由，无须向社会负责，他人对个体的行为无权干涉，至多可以进行忠告或避而不理；其次，只有当个体的行为危害他人利益时，个体才应当接受社会或法律的制裁，社会只有在这个时候，才对个体的行为有裁判权，也才能对个体施加强制力。哲学家德沃金（Dworkin）和范伯格（Fein-

❶　约翰·洛克. 政府论［M］. 丰俊功，译. 北京：光明日报出版社，2009：54.
❷　康德. 实践理性批判［M］. 邓晓芒，译. 北京：人民出版社，2004：43.
❸　约翰·密尔. 论自由［M］. 许宝骙，译. 北京：商务印书馆，2005：53.

berg）分别进一步延伸和发展了此学说。德沃金认为父权主义是对另外一个人自由的干扰。它违背了他人的意志，其伦理辩护的合理性仅仅在于提高了他人的福祉和保护他人免于伤害。也就是说，父权主义存在的问题不仅仅是因为侵犯他人自由的权利，而且还是因为它并没有考虑到当事人的意愿❶。在这里我们可以简单进行类比：A 为了 B 好，所以 A 对 B 实施了父权行为，但 A 并没有考虑 B 的意愿甚至做了完全反对 B 意愿的事情。不同哲学家对父权主义的定义有所不同，但是基本上拥有同样的核心理念，那就是父权主义作出了似乎符合当事人最佳利益的决定却忽略了当事人自身的意愿。

（二）过多地强调客观善而忽视主观善

在临床医疗决策中，医生出于专业的角度可以给患者很多专业的建议和指导，但是医疗决策是否最终有利于患者本身？事实上，除了考虑医学的专业判断外，也不应该忽视患者自身的价值观，比如面对存活时间长短与生存质量之间的选择时，这已不是医学专业知识能够回答的，这是患者需要作出的价值判断。因此，父权主义很可能会在此类情形下忽略患者的潜在利益。据此，我们可以把父权主义存在的核心问题简单理解为社群客观善和当事人主观意愿之间的矛盾。所以，对反父权主义的人来说，建立在客观善基础上却影响个人自主性的决定必须要包含主观善，个体明确的自我决定不能够被忽略或排斥，尽管客观善的动机和结果可能都是好的，但仅仅依赖于客观善的评价将无疑会侵犯个体的自主权，就像德沃金所说❷，我们应该区分符合个体意愿的善和违背个体意愿的善，这两种善是截然不同的。所以在为他人作决定时，我们通常会面临两种选择，其中一个是为了对方的善而违背对方的意志，限制他们的自由权利，另外一个是为了对方的善，同时尊重对方完全自我决定的权利。显然，道德直觉告诉我们应该抛弃第一种选择，采取第二种选择才是合理和正当的。

---

❶ DWORKIN G. Paternalism，respect，and the will［J］. Ethics，2012，122：692-720.

❷ DWORKIN G. Paternalism［EB/OL］.（2014-06-20）［2024-02-23］. http：//plato. stanford. edu/archives/sum2014/entries/paternalism/.

（三）预设家人或医生不会作出有害于患者个体的决定

理想情况下，家人通常都会努力维护家庭成员的个体利益，医生的职业责任也是以患者的利益至上。然而，现实情况下，也发生过家人和医生不顾患者个体利益甚至损害患者个体利益的案例，因此，我们并不能保证所有的家庭和医生一定会作出最符合个体利益的决定。另外，我们应该认识到伦理和世界的复杂性。对于患者群体和医生群体来说，由于彼此之间并不是那么了解，如果仅仅单方面要求医生把行善作为最基本的原则，在实践过程中，医生很难真正把握患者的主观善。道德异乡人是指处于不同道德体系、拥有不同道德传统的人，由于缺乏价值共识，没有共享的道德原则，对善的认识也不同，彼此之间的冲突可能就是对抗性的冲突。家人或医生相对患者而言，也可能是道德异乡人，因此，行善原则对医生而言并不一定实用。

尽管父权主义在理论和实践上很难有自洽性，但是也有部分学者试着对父权主义进行适当的辩护，他们把父权主义区分为硬父权主义、软父权主义和自由意志式的父权主义，并认为自由意志式的父权主义和软父权主义行为偶尔干涉个人自主是合理的，但是仅仅建立在最佳利益基础上的强硬父权主义却并不合理[1]。还有学者论述了父权主义和父权行为的差别，认为父权行为有其伦理的正当性，比如父母、老师或医生的行为[2]。也有学者从功利主义的角度认为，如果行为的结果带来的善远远超过了侵犯个人自主所带来的恶，那么父权主义是有其正当性的。这些辩护的理论给反父权主义者带来了些许挑战。对此，反父权主义者柯恩（Coons）说[3]：规范伦理学不应该去辩论父权主义有没有问题，而是应该辩论父权主义有多大的问题。综合不同的学术观点，我们基本上可以对父权主义进行定性的判断，那就是干涉他人自主是否合理就直接决定了父权主义的合理性。

---

[1] FEINBERG J. Harm to self：the moral limits of the criminal law [M]. New York：Oxford University Press，1986：98.

[2] GERT B，CULVER C M. Paternalistic behavior [J]. Philos Public Affairs，1976，6（1）：45-47.

[3] COONS C，WEBER M. Paternalism：theory and practice [M]. New York：Cambridge University Press，2013：78.

四、家庭主义模式

我们把家庭作为知情同意主体的范式称为家庭主义。家庭主义是指将人与人之间的一切关系纳入到家庭中,在关爱和照顾患者方面,由家庭所有成员共同商议并最终为患者作出决定的一种决策模式❶。

早在周朝时期,周武王为了巩固自身的政权,建立了以家庭为最小单元的社会。先贤孔子不仅大力推崇周武王的这种思想,并且在此基础上发展了家庭成员中的"孝"文化,提出"犬马皆能有养,不敬何有别乎?"的家族孝道文化,从而倡导家庭成员要尊重和细心照料家里的老人。到了汉朝,董仲舒提出了"三纲五常"教义,这种教义在当时拥有相当的法律地位。这样就进一步巩固了传统的家庭模式❷。在这种模式中,"仁"是连接家庭成员的纽带,是对家庭成员的关爱,在"仁爱"的家庭中,我中有你,你中有我,家庭就是一个共同体,当个体在面对重大事件需要决策的时候,通常不允许个体独自作出决定,而是寻求大家庭的共同决策,否则将影响整个家庭的和谐。具体说来,知情同意的家庭主义模式的理论思想体现在以下几个方面。

(一)家庭是个人的扩展和延伸

中国传统文化深刻影响一代又一代中国人。个人对利他、仁爱、友爱等美德的理解首先是源于家庭❸,家庭具有其本身的社会和本体论的实在性,除非在家庭中,否则很难理解作为家庭成员的个人,很难评估和实现其个人价值。个体不断地死亡,"德"让家庭持续存在,家庭是代代相传的神圣实体,个人的永恒价值依赖于其所在的家庭。父母辛勤工作,为的是让自己的孩子可以过得更好,而子女奋发图强又是为了光耀门楣,这就把个体和整个家庭联系在一起了。正如《大学》所言:修身、齐家、治国、平天下。这句话充分把个人和家庭、国家、

---

❶ 范瑞平. 当代儒家生命伦理学 [M]. 北京:北京大学出版社,2011:5.

❷ FAN R P. Family-oriented informed consent [M]. Bern:Springer,2015:101-107.

❸ CHERRY M J. Re-thinking the role of the family in medical decision-making [J]. J Med Philosophy,2015,40(4):451-472.

社会联系在一起❶。从这个层面上说，家庭就是代表个人的实体，是个人的扩展，中国家庭的自主可以理解为西方社会的个人自主，患者的问题其实就是整个家庭要解决的问题。

（二）家庭主义模式实质蕴含的是一种和谐主义

中国家庭肩负的是一种情感主义的义务，而不仅仅遵循理性主义哲学强调的个人自主。家庭成员之间根据角色不同，承担着不同的义务，而没有相应的权利，就是这种义务和责任维护了家庭的和谐。这种和谐恰恰是家庭中最高的善，正所谓，"和为贵"。当家庭利益和个人利益之间发生冲突时，这时，儒家讲究"礼"，就是互相关心、协商、慎重、礼让，就是把个人利益与家庭利益进行有机的结合。家庭主义模式并不是家长主义，家庭并不可以把利益观念强加给患者，因为这可能并不是患者想要的或喜欢的。我们应该摒弃家长主义，否则不仅剥夺了患者的自主权，还替代了患者的权利，这违背了家庭主义模式的本质，违背我们世世代代遵循的中国传统儒家生命伦理思想。我们强调的是家庭主权而不是个人主权，家庭主义模式强调的是，患者个人没有权利为自己作出决定，家庭成员也没有权利独断作出选择，只有患者和家庭成员在一起的整个家庭才有权利作出相关的选择。家庭主义模式的实质就是自主、有利、不伤害、公平四个原则的有机结合。因此，家庭体现的是客观善和主观善的整合，而个人自主仅仅是主观善。

（三）家庭主义模式的价值基础是和谐及相互依赖

对患者来说，由于其特殊的情况导致其生活上的依赖性及心理上的依赖性，他渴望得到家庭的温暖和家人支持，他需要家庭作为其身后强大的后盾。这和西方社会完全不同，西方社会的依赖性仅仅限定为个人 18 岁之前，之后个人脱离家庭，成为一个个原子式的独立自由个体，所以对于西方个人主义来说，生老病死这些重要问题，个体有绝对的权利，最终由自己作出相关决定❷。但是对于家

---

❶ 范瑞平. 当代儒家生命伦理学［M］. 北京：北京大学出版社，2011：39.

❷ KONG X J, ZHAO M. The principle of informed consent: a view based on Confucian familism ［J］. International Journal of Chinese & Comparative Philosophy of Medicine，2013, 11（1）: 33 - 44.

庭主义来说则不同，因为生老病死这些问题很重要，自己作出决定难免会考虑不够周全，所以需要和家人共同商议决定。

因此，家庭主义模式的知情同意既不同于传统的以医生为中心的家长式同意，也不同于以患者为中心的个人自主同意。这种模式是指在承担照顾和关爱患者方面，由家庭所有相关成员共同商议而最终为患者作出决策的一种决策模式。它撇开了患者作为知情同意主体的角色，取而代之的是家庭这个道德实体。

然而，在西方社会看来，家庭主义的知情同意模式实质就是父权主义，因为个体的意愿没有得到表达，个体的自主权利没有得到体现，家庭已经成为了取代个体的道德实体。事实上，在中国这个强调"人伦关系"的儒家情感主义社会当中，上天安排大家形成一个家庭，家庭成员之间形成了一种不容忽视的特殊关系。这种特殊关系决定了家庭成员之间的相互依赖性和紧密性。那么，对于患病的当事人明确或不明确的表达，我们也应当更加审慎地对待，要挖掘当事人表达背后的真正意图。道德直觉告诉我们，这些行为后面可能隐藏了更深层次的中国社会文化因素，必须进一步探究明确或不明确表述行为。所以，在剖析家庭主义是否属于父权主义时，我们应该考虑父权主义对于其中的"行为"是否有准确地描述和理解，否则认为家庭主义就是父权主义的论证是不充分的。

如果我们去探究家庭自主的原因，我们可以发现那些反父权主义的言论并不适用于家庭主义。因为家庭主义并不符合评判父权主义的两条标准：一是父权主义忽视患者的意愿或反对患者的意愿，而家庭主义不是。在道德实践中，家人之间长期生活在一起，相互之间都比较了解。因此，当个体身患疾病时，家属通常是能够依据患者平时的喜好、性格、习惯等为患者作出相关决定的，而且这种决定恰恰也是患者自己所渴望的。同时，让自己的家人参与决策的过程，可以帮助个体作出更加审慎的决策，因为个体考虑问题有时候并不全面和细致。二是父权主义行为的目的是为了实现患者的最佳利益，但家庭主义不是，它同时会考虑家庭的利益。作为一个人，他首先是家庭的一员，所有家庭成员作为一个整体，有难同当、有福共享，个人价值与家庭价值不可分割，大家追求的理想状态就是家庭价值与个人价值和谐统一——既满足个人利益又始终如一地实现家庭安康。这正是儒家强调循礼修身、家庭自主的原因。可以说，家庭自主不仅仅是追求个人的最大利益，也同时兼顾了患者和家庭的整体利益，而且并没有摒弃患者的意愿，仅仅缺乏的是患者有效的同意或拒绝。当然，有时糟糕的家庭主义行为会与父权主义一样让人无法接受，因为它们都渴望患者好的结果，但是它们之间还是有巨大的差异的，因为它们拥有不同的判断基础，父权主义仅仅强调自己的意愿而忽视了他人的意愿，而家庭自主是建立在家庭成员之间彼此熟悉的基础上，无须对方的表达就能够揣测到对方的意思。

家庭主义不但拥有不同于父权主义的道德理论构想，而且家庭主义有优于父权主义的合乎实践的智慧。这种智慧的实践性主要体现为三个方面：一是家人不告知是因为患者并没有明显地表达希望知道诊断结果。通常来说，由于患者虚弱的身体因素，他并不愿意也并不打算参与到整个医疗决策过程中去，患者对家人充满了信心，相信家人会把自己照顾好，个体对待自己最好的方式就是休息和静养。还有另一种情况就是：患者表达了一种强烈不想被告知的意愿而委托家人代为决定。在这两种情形中，患者的意愿既没有被反对也没有被忽视，恰恰相反，患者不希望知情的意愿得到了尊重，患者潜在的、无声的表达传递出一种放弃参与决定的意愿，这就是中国文化所倡导的一种保守、含蓄、委婉、不张扬的表达方式。二是当医生选择告诉家人而不告知患者时，并不是因为医生们相信自己比患者更了解什么是患者的最佳利益，而是医生有时候可洞察到患者内心真正的想法是不希望知情。换句话说，医生在决定实施知情同意之前首先思考了几个问题，那就是患者需要知道吗？患者想知道吗？患者能否接受这个事实？尽管有人怀疑医生是否能够揣测出患者的真正意图，但医生并没有取代患者的意愿，也没有反对他们的意愿，而是通过与患者的交谈与互动来了解其内心的真正想法，以明白患者的愿望。三是不告知的原因在于个体被告知后可能对其是一种巨大的打击，以至于患者会被伤害，并且对接下来的治疗产生影响。据 2014 年日本媒体报道❶：得知自身患有癌症的患者自杀率是健康人群的 20 倍。事实上，家庭可以帮助患者承担痛苦，共同面对疾病，而不是让身体本来就已经虚弱的人来独自面对严重疾病的残酷事实。所以，有时不告知是为了更好地保护患者，家庭主义

---

❶ YAMACHI T，INAGAKI M，YONEMOTO N，et al. Death by suicide and other externally caused injuries following a cancer diagnosis：the Japan public health center-based prospective study ［J］. Psycho-oncology，2014，23（9）：1034-1041.

模式在这个方面彰显出了其优越性，体现了一种责任的担当。为此，有中国学者认为，在西方社会，人是自私的、野蛮的、暴力的，大家通过契约达成和平共处，成为有责任的主体，而中国的文化思想却大为不同，人与责任的关系浑然天成，每个人都负有责任，不仅为自己负责，还是为家庭、社会、天下负责❶。

当然，家庭主义模式也存在着一些需要论证的问题。在中国传统观念中，家庭的利益通常与家庭成员的利益是一致的。面对重大决策时，通常由家庭共同商议或由家庭中比较权威的代表作出某项决定。这里基本预设了两个前提：一是家庭不会作出与个体利益相违背的决定。尽管中国社会强调的一个重要理念是和谐，大到社会，小到家庭，我们都向往人与人之间的关爱和照顾，但这可能是一种理想的状态。随着社会多元化的发展，社会价值观也呈现多元性，有时家庭利益并不与个体利益相一致。2017 年，陕西榆林一产妇因疼痛难耐而跳楼自杀，原因竟是家属拒绝医院对其实施剖宫产手术。二是当家庭决定与个体决定相冲突的时候，以家庭决定为先。家庭作为道德实体的确拥有一定的道德地位，但是我们有必要去论证家庭的道德地位是否一定优于个体的道德地位，否则很难让人赞成家庭决定的优先性。当然，在这里我们并不是一味地否定家庭主义模式，在有些情况下，比如患者身体比较虚弱或者家庭真正比较了解患者价值观的情况下，家庭参与到医疗决策中甚至替代患者作出决策是可以得到伦理学辩护的。

第二节　中西方知情同意实践情况比较——社会学视角

癌症是这个时代的瘟疫，因为它预示着绝望、恐惧和死亡，在很大程度上影响着患者的身体和心理。多数人无法面对癌症给自身带来的恐惧。自 2010 年以来，癌症一直是我国第一大致死疾病。据 2024 年的相关研究统计❷：2022 年中国有 4 824 700 例癌症新发病例，2022 年中国癌症死亡人数为 2 574 200 人。前

---

❶　顾红亮. 儒家责任伦理的现代诠释与启发 [J]. 河北学刊，2015，35（3）：24-29.

❷　HAN B F, ZHENG R S, ZENG H, et al. Cancer incidence and mortality in China, 2022 [J]. Journal of the National Cancer Center, 2024，4（1）：47-53.

五位主要癌症（肺癌 733 300 例、肝癌 316 500 例、胃癌 260 400 例、结直肠癌 240 000 例和食道癌 187 500 例）死亡人数占癌症死亡总数的 67.5%。中国癌症的发病率（占全球新增病例的 23.7%）和癌症死亡人数（占死亡总人数的 30%）均居世界首位❶。我国癌症防控形势依然严峻。在美国，自 1926 年以来，癌症一直是第二大致死的疾病，死亡率为 25%，其中死亡率最高的三种癌症分别是：乳腺癌、前列腺癌、肺癌❷。抗癌已成为全世界共同的话题。面对如此残酷的疾病，临床医生除了面对医疗技术困难外，还要面对知情同意的困境。通过前面的论述，我们知道美国的知情同意发生了从不告知患者到告知患者的转变。1979 年后，美国医生很少会向癌症患者隐瞒其患病的事实，其中 98% 的医生通常会选择告知患者癌症的诊断结果，因为美国拥有较为完善患者情感社会支持系统❸。在中国完全不一样，因为癌症的告知可能会导致患者焦虑、压抑等。研究显示❹，几乎一半的成年癌症患者体验过一定程度的心理压抑。因此中国很大部分医护人员会选择不把癌症诊断的结果告知患者，而是告知患者家属，由家属再择情转述。随着时代和经济的发展，我国目前癌症的告知比例逐渐上升，但依然不像美国那么普遍。本节通过中西癌症告知的比较研究来揭示影响知情同意的一些相关因素，如公众态度、社会文化因素等。

一、西方癌症告知情况分析

在 20 世纪初的美国，很少癌症患者会被告知诊断结果，但是目前这种现象发生了彻底的变化。关于美国癌症告知的情况，本节将以时间为轴线，从医生、患者、社会三个角度分别阐述。

---

❶ WORLD HEALTH ORGANIZATION International Agency for Research on Cancer Report. World cancer report（R/OL）.（2020-09-01）［2024-01-09］. https：//www. iarc. who. int/featured-news/new-world-cancer-report/.
❷ WANG X Q，TOM H. China's growing cancer burden often kept secret from patients［EB/OL］.（2018-01-02）［2024-02-01］. https：//www. ft. com/content/3186fb0e-de35-11e7-a8a4-0a1e63a52f9c.
❸ WANG X Q，TOM H. China's growing cancer burden often kept secret from patients［EB/OL］.（2018-01-02）［2024-02-01］. https：//www. ft. com/content/3186fb0e-de35-11e7-a8a4-0a1e63a52f9c.
❹ WANG X Q，TOM H. China's growing cancer burden often kept secret from patients［EB/OL］.（2018-01-02）［2024-02-01］. https：//www. ft. com/content/3186fb0e-de35-11e7-a8a4-0a1e63a52f9c.

（一）医生对是否应该将患癌信息告知患者的看法

1953 年，对美国费城 442 名医生的调查研究结果显示，仅有 3％的医生会选择一定告知，28％的医生选择一般会告知，57％的医生选择一般不告知，12％的医生选择从来不告知❶。

1960 年，另一项对 5000 名医生的调查结果显示：22％的医生选择从来不告知，而 16％的医生选择一定告知，剩下的医生有时告知而有时不告知❷。

以上两项调查报告显示，医生选择告知的原因主要有两个：一是癌症患者拒绝医生提供的治疗方案，而是选择为自己剩下的人生做好最后的规划；二是患者坚持要知道诊断结果。而选择不告知的原因只有一个，那就是病情的揭示将给患者带来巨大的心理压力，从而影响患者接下来的生活❸。

1961 年，美国学者欧肯（Donald Oken）对芝加哥 219 名医生进行了问卷调查。结果显示：90％的医生不会向癌症患者披露诊断结果，原因有两个：一是医生的临床经验使然；二是医生曾经接受的医学教育和个人成长经历的影响。❹ 他在发表的论文《告诉癌症患者什么——一个关于医疗态度的研究》中指出，告知是一个非常复杂的过程，告知中包含着很多难以衡量的复杂因素，告知的方式、方法会影响患者的情绪、状态和每天的生活态度。因此，告知对医生来说并不是一件简单的事情❺。在欧肯看来，医生选择不告知的原因大都来自医生的主观判断。这些主观判断往往都是医生自身恐惧的投射和医生本身多年形成的信仰，而并不是基于医生在临床上的理性分析和思考❻。因此，他认为：在面对生死问题时，仅凭直觉的简单判断容易形成误导，医生的个人直觉只会掩盖患者的事实真相，医生不应该用自己的恐惧去衡量患者真实的感受，而患者内心真实的渴望比医生的主观判断更加重要，因此医患需要沟通。当然，他并不要求医生忽视自身

---

❶ FITTS R. What Philadelphia physicians tell patients with cancer [J]. JAMA, 1953, 153 (10): 901-904.

❷ DONALD O. What to tell cancer patient [J]. JAMA, 1961, 175 (13): 1120-1123.

❸ DONALD O. What to tell cancer patient [J]. JAMA, 1961, 175 (13): 1120-1123.

❹ DONALD O. What to tell cancer patient [J]. JAMA, 1961, 175 (13): 1120-1123.

❺ DONALD O. What to tell cancer patient [J]. JAMA, 1961, 175 (13): 1120-1123.

❻ DONALD O. What to tell cancer patient [J]. JAMA, 1961, 175 (13): 1120-1123.

理性的洞察而轻率地向癌症患者告知诊断结果，而是建议医生对患者的心理进行科学的分析，并且掌握更好的与患者进行沟通的技巧❶。

1977 年，诺瓦克（Novack）重新调查了 699 名美国医生关于癌症告知的情况。结果显示：98％的医生表示他们原则上都告知患者，其中 2/3 的医生表示从来没有违背过这个原则❷。这种告知态度的巨大转变也许有如下原因：一是癌症治疗技术得到了发展，癌症并不是不治之症；二是公众对死亡的认知发生了改变；三是临床治疗方案需要患者知晓；四是患者权利的觉醒。诺瓦克总结道：大部分医生倡导患者有知道自己病情的权利❸。然而在诺瓦克看来，这种告知态度的巨大转变并不一定是件好事，因为这让他开始质疑医生是否放弃了对患者的情感责任。医生们仅仅活在自己的原则之中，而没有真正去关注患者的心理过程，没有在乎告知是否真正有利于患者❹。所以他建议，医生应该对患者的依从性、医患交流质量、患者情绪等方面进行科学的调查和评估❺。

欧肯和诺瓦克两人都表明：不管医生选择告知还是不告知，两种选择都走向了一个极端，那就是过去的医生通常依赖自身的情感去主观地决定是否应该告知患者患癌的事实。然而，每一个患者对于告知的反应都不尽相同，所以他们都一致倡导用科学的方式来了解患者对告知的反应。同时，两人都强调医生应该始终保有对患者的一种情感责任，因为仅仅关注患者的权利将会模糊其他一些问题，如患者的利益和患者的社会关系等。

从以上数据来看（如图 3-1 所示），美国医生的告知经历了一个从不告知到基本告知的巨大转变，并基本趋于稳定，告知患者患病的事实已是美国医生的普遍态度。

❶　DONALD O. What to tell cancer patient [J]. JAMA，1961，175 (13)：1120-1123.
❷　NOVACK D H，PLUMER R，SMITH R L et al. Changes in physicians' attitudes toward telling the cancer patient [J]. JAMA，1979，241 (9)：897-900.
❸　NOVACK D H，PLUMER R，SMITH R L et al. Changes in physicians' attitudes toward telling the cancer patient [J]. JAMA，1979，241 (9)：897-900.
❹　NOVACK D H，PLUMER R，SMITH R L et al. Changes in physicians' attitudes toward telling the cancer patient [J]. JAMA，1979，241 (9)：897-900.
❺　NOVACK D H，PLUMER R，SMITH R L et al. Changes in physicians' attitudes toward telling the cancer patient [J]. JAMA，1979，241 (9)：897-900.

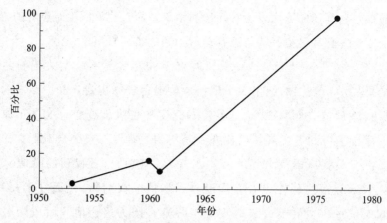

图 3-1 美国医生赞成将患癌信息告知患者的比例

（二）患者被告知的情况

1950 年的研究结果表明：89％的癌症患者希望知道诊断结果，82％的普通门诊患者渴望知道他们是否患有癌症❶。

1956 年，类似的研究发现，89％的普通门诊患者渴望知道诊断结果，而事实上，仅有 81％的患者被告知了诊断结果❷。

1979 年，对宾夕法尼亚 256 名门诊患者的调查发现：60.5％的患者认为医生必须告知其癌症诊断结果，超过 90％的人表示希望得到诊断结果，少部分人希望知道非常详细的诊断结果，年轻人和态度积极的人更渴望得到诊断的所有信息。这些信息包括患病后的预期寿命等❸。

1989 年，对纽约 439 名癌症患者的调查显示：患者渴望告知的比例有所上升。其中 92％的患者渴望医生告知所有信息，69％的患者希望参与决定❹。

1999 年，对 16 名头颈癌患者的研究表明，80％的患者对于告知的方式较满

❶ KELLY F. Do cancer patients want to be told? [J] Surgery, 1950, 27 (6): 822-826.

❷ BRANCH C H. Cancer clinics: psychiatric aspects of malignant disease [J]. CA: A Cancer Journal for Clinicians, 1956, 6 (3): 102-104.

❸ SAMP C. Questionnaire survey on public cancer education obtained from cancer patients and their families [J]. Cancer, 1957, 10 (2): 382-384.

❹ BLANCHARD C G, LABRECQUE M S, RUCKDESCHEL J C, et al. Information and decision-making preferences [J]. Soc Sci Med, 1988, 27 (11): 1141.

意，但 81％的人不愿意和他人分享患病的消息❶。

2013 年，对六个国家（美国、日本、英国、法国、德国、意大利）民众对癌症的态度进行了调查（多项选择）。其中关于美国民众的数据显示：仅有 21％的民众认为癌症是绝症。其中 83％的民众认为患者或家属应该作出治疗的决定，32％的民众认为医生应该作出医疗的决定，43％的民众有一定信心获得最好的治疗，67％的民众认为癌症确诊后获得的医疗费用方面的信息不够，75％（六个国家中最高）的癌症患者对被诊断癌症后获得的医疗社会服务非常满意❷。

从以上数据来看（图 3-2），患者被告知的比例较高，且患者普遍渴望知道癌症的诊断结果，而且癌症在美国人看来并不是不治之症，其中美国癌症后期的社会服务似乎非常令美国民众满意。本书接下来对美国给癌症患者提供的社会服务进行分析调查。

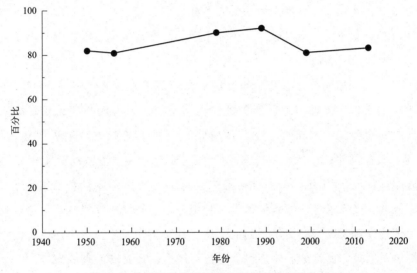

图 3-2　美国患者希望知道自己患癌信息的比例

（三）癌症社会服务机构调查

在美国，针对癌症患者的社会工作开始于 20 世纪初，社会工作者在照顾癌

❶　KIM M. K，ALVI A. Breaking the bad news of caner：the patient's perspective ［J］. Laryngo-scope，1999，109（7）：1066-1067.

❷　GFK HEALTH CARE. Pace cancer perception index face sheet ［EB/OL］.（2013-04-09）［2024-01-14］. http：//www. multivu. com/assets/60140/documents/60140-PACE-Survey-Fact-Sheet-FINAL-original. pdf.

症患者方面有着积极影响，因为他们发挥了医护人员不可替代的作用。在社会工作者看来，癌症患者并不是一个躺在病床上不幸、独立的个体，他们应该属于家庭和社区的一分子。

1905—1915 年，为了更好地满足癌症患者心理和社会方面的需求，全美有100 多个医院雇佣了医学社会工作者，包括著名的约翰·霍普金斯医院等。1940年，是否拥有医学社会工作者成为了衡量医院好坏的一个重要标准。1942 年，美国部分医院还成立了社会工作者培训办公室❶。除了获得医院社会工作者支持之外，1950—1960 年，癌症患者自发组织了癌症病友组织，大家在一起以各种方式和渠道来分享自身抗癌的成功经验，病友组织内部形成了一种互相鼓励、互帮互助的良好氛围。这为患者克服病魔起到了举足轻重的作用❷。1970 年，美国国家癌症中心成立了全美第一个社会服务办公室。其工作人员表示，由于很多癌症幸存者现身说法，大家以更加开放和乐观的心态来接受癌症，癌症已不再是一个难以启齿的敏感话题❸。

1972 年，国家癌症中心开始研究癌症患者可能会出现的各种心理特征和需求。1974 年美国卫生部表示：为了进一步满足癌症患者的心理需要，给患者提供全方位的精神支持和帮助，联邦政府将提供更多的职位给医学社会工作者。1983 年，美国国家癌症社会工作者协会正式成立。根据美国社会工作者协会的统计数据，截至 2021 年，美国社会工作者人数为 70.8 万。社会工作者通过提供资源、咨询、交通信息、疾病信息等多种服务，安排已经痊愈的癌症患者现身说法，为癌症患者及其家庭提供全面的支持。社会工作者不仅在癌症患者治疗期间给他们提供照护，而且关心癌症患者治疗后的生活质量和心理状态。❹

以上数据表明，在面对癌症的事实时，美国已经从不告知为主全面转变为了

---

❶ FOBAIR P, STEARNS N N, CHRIST G, et al. Historical threads in the development of oncology social work [J]. J Psychosoc Oncol, 2009, 27 (2): 155-215.

❷ HOLLAND J. C. History of psycho-oncology: overcoming attitudinal and conceptual barriers [J]. Psychosom Med, 2002, 64 (2): 207.

❸ GUAN T, BRINTZENHOFESZOC K, MIDDLETON A, et al. Oncology social workers' involvement in palliative care: secondary data analysis from nationwide oncology social workers survey [J]. Palliative & Supportive Care, 2024, 4 (3): 1-7.

❹ GUAN T, BRINTZENHOFESZOC K, MIDDLETON A, et al. Oncology social workers' involvement in palliative care: secondary data analysis from nationwide oncology social workers survey [J]. Palliative & Supportive Care, 2024, 4 (3): 1-7.

以告知为主。对于这种转变，在癌症医生看来，他们应该注重患者的自主权利，但同时也应该考虑医生的责任。而在患者看来，他们更看重的是医生的专业技能，告知这种义务在患者看来并不是那么重要，因为医学社会工作者和病友组织将为他们提供强大的心理支持和情感依赖。

二、中国癌症告知情况分析

我国目前的癌症告知大致可以分为四类：一是医生直接告知患者；二是医生告知家属，家属再择情转述告知患者；三是患者直接从诊断报告中获知；四是患者一直被隐瞒。有案例报道，一位 71 岁被诊断患有肺癌的患者，直到她去世的时候，自己也不知道自己得了什么病，家人把她的诊断结果隐瞒了两年，仅仅告诉她得了风湿病[❶]。

（一）医生对是否应该将患癌的信息告知患者的态度

2000 年的调查表明[❷]：仅有 50.8% 癌症患者的诊断信息来自于医生。

2006 年对 256 名医生的调查结果显示[❸]：87.5% 的医生认为癌症早期患者应该被告知，40.5% 的医生认为晚期癌症患者应该被告知，80% 的医生认为会遵循家属的意见不告知癌症患者诊断结果。

2008 年的调查结果显示[❹]：70% 的医生对癌症告知持肯定态度，而且这种态度不受年龄、性别、学历等因素的影响。

2011 年对 634 名医生的调查结果显示[❺]：49.5% 的医生认为癌症患者应该被告知，31.2% 的医生认为不应该告知，其余的医生持中立态度。

---

❶ 何黎. 该不该向癌症患者告知病情 [EB/OL]. (2018-01-05)[2024-01-10]. https://wap. ftchinese. com/story/0010757.

❷ JIANG Y, LI J Y, LIU C, et al. Different attitudes of oncology clinicians toward truth telling of different stages of cancer [J]. Support Care Cancer, 2006 (14): 1119 - 1125.

❸ JIANG Y, LI J Y, LIU C, et al. Different attitudes of oncology clinicians toward truth telling of different stages of cancer [J]. Support Care Cancer, 2006 (14): 1119 - 1125.

❹ 曾铁英，张琪，杨笑梅，等. 癌症患者对重症疾病告知策略要求的调查研究 [J]. 护理研究，2008，22 (12A)：3126-3128.

❺ HUANG B, CHEN H, DENG Y, et al. Diagnosis, disease stage, and distress of Chinese cancer patients [J]. Annals of Transitional Medicine, 2016, 4 (4): 73.

　　2012 年，对哈尔滨 94 名医生的调查结果显示❶：选择基本上告知家属的医生为 61.7％，选择有时候告知家属的医生为 30.9％。

　　2021 年的调查结果显示❷：共有 59.8％的患者在 1 周内获知自己的诊断结果，19.7％的患者是通过自己猜测获得诊断结果的。医务人员倾向于优先向家属告知患者的诊断结果，而 77.4％ 的患者则倾向于在初次诊断时就获知全部真相。与家属和医务人员希望患者知道诊断结果的比例相比，更多的患者希望知道诊断结果。但在应由谁告知患者的问题上，患者和家属之间存在明显差异。

　　从调查结果看来（图 3-3），医生趋向于告知患者的比例并不高，而且医生在告知方面的态度并不统一，告知的对象呈现多样性，如告知家属或患者甚至可能是患者的单位。

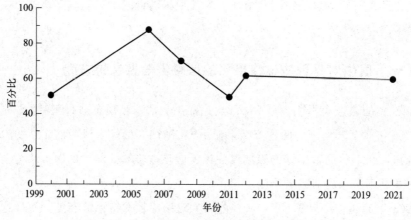

图 3-3　中国医生赞成将患癌的信息告知患者的比例

（二）患者被告知情况

　　1994 年中国香港的调查结果显示❸：仅有 10％的癌症患者在去世之前知晓了自身癌症的完整信息，如癌症的患病程度、预期寿命等。

❶　赵秋利. 癌症患者病情直接告知阻碍的原因分析及对策［J］. 护理学杂志，2013，28（23）：53-55.

❷　WU J，WANG Y，JIAO X，et al. Differences in practice and preferences associated with truth-telling to cancer patients［J］. Nurs Ethics，2021，28（2）：272-281.

❸　FIELDING R，KO L，WONG L，et al. Prevalence and determinants of diagnostic and prognostic disclosure by radiotherapists and surgeons to patients with terminal cancer in Hong Kong［J］. J Hong Kong Med Assoc，1994，46（3）：220-230.

2002 年的调查结果显示❶，73％癌症患者希望马上被告知诊断结果，但事实上仅有 50％的人真正获得了诊断结果。

2009 年的调查结果显示❷：47％患者不知道真实病情，而知晓真实病情的患者由家属或医务人员告知的仅占 16％。

2010 年的调查发现❸：因癌症致死的临床患者中仅 37％在生前知道自身的真实诊断结果，仅 13％的患者完全了解疾病的预后情况。

2016 年，四川大学华西医院对 422 名癌症患者进行知情同意的相关调查结果显示：85％的癌症患者渴望被告知诊断结果。同时，在获取诊断结果渠道方面，68.7％的癌症患者在诊断后很快知道了结果，其中 50％的人是从诊断报告中获知的，近 1/3 的患者是从医生那里获知的。但是，癌症作为一种给身体带来巨大疼痛的疾病，通过一些基本的身体反应，在没有获得诊断结果之前，46.8％的患者表示自己能够猜测到结果。事实上，病情的特殊性导致了晚期癌症患者比非晚期癌症患者更容易猜到这种结果。根据癌症的发展程度分类，癌症分为Ⅰ～Ⅳ期。在患病程度方面，只有 44.9％的癌症患者真正知道他们的癌症患病程度。其中Ⅰ～Ⅲ期的患者比Ⅳ期的患者更了解自己真正的病情，但是超过 70％的癌症患者认为应该知晓自己患病的程度，也就是说我国大部分癌症患者所掌握的癌症信息并非是完整的。当然，有些癌症患者其实是不愿意知道诊断结果的。调查显示，年轻人更渴望知道诊断后的结果，无家属的患者和患有直肠癌的患者更不想马上知道诊断结果，年轻人、乳腺癌患者和农村患者更希望在家人之前知道诊断结果❹。

2016 年河南的一项最新调查结果显示❺：58％的食管癌患者没有被告知诊断结果。

总体看来（图 3-4），我国医生在告知癌症患者信息方面取得了一些进步，

---

❶ 王秀丽，黄学薇，张瑛等．癌症患者对诊断的信息需求［J］．河南大学学报（医学科学版），2002（3）：5-10.

❷ 谷秉红．影响综合性医院癌症患者病情知晓情况的相关因素分析［J］．护理管理杂志，2009，9（5）：6-7.

❸ 罗芳，曾铁英．晚期癌症病情告知研究进展［J］．湖北医药学院学报，2010，29（6）：598-601.

❹ HUANG B，CHEN H，DENG Y，et al. Diagnosis，disease stage，and distress of Chinese cancer patients［J］．Annals of Transitional Medicine，2016，4（4）：73.

❺ HUANG B，CHEN H，DENG Y，et al. Diagnosis，disease stage，and distress of Chinese cancer patients［J］．Annals of Transitional Medicine，2016，4（4）：73.

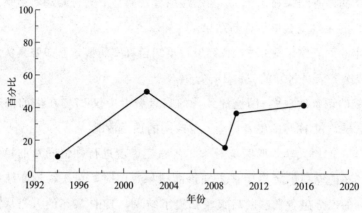

图 3-4　中国癌症患者被告知的比例

但是被充分告知的情况并不普遍，尽管大部分癌症患者渴望了解有关自己的癌症信息，但是事实表明患者的愿望并没有得到满足。

（三）家庭对是否应该将患癌信息告知患者的态度

家庭在中国具有特殊的地位。对于家庭来说，患者并不是患病的个体，而是整个家庭的患者，所以家庭在癌症患者的知情同意过程中扮演着一个非常重要的角色，家庭在知情同意研究中是一个不可忽视的因素。

2002 年的调查结果显示[1]：78％～92.2％的家属认为患者应该马上获知诊断结果。

2007 年的调查结果显示[2]：69.9％的家庭希望早期癌症患者被告知相关信息，34.4％的家庭希望晚期癌症患者被告知相关信息。

2010 年中国台湾的调查结果显示[3]：60％的患者家庭倾向于不告知癌症患者诊断结果，而中国大陆的调查数据显示：83％的患者家属选择不将癌症信息告知患者。

[1]　HUANG B，CHEN H，DENG Y，et al. Diagnosis，disease stage，and distress of Chinese cancer patients [J]．Annals of Transitional Medicine，2016，4（4）：73.

[2]　HUANG B，CHEN H，DENG Y，et al. Diagnosis，disease stage，and distress of Chinese cancer patients [J]．Annals of Transitional Medicine，2016，4（4）：73.

[3]　LIN M. L . Patients' perceptions and expectations of family participation in the informed consent process of elective surgery in Taiwan [J]．Asian Nursing Research，2012，6（2），55-59.

2011 年的调查结果显示❶：56.7％的家庭认为患者不应该被告知。

2013 年在北京的调查结果显示❷：14.6％的家属认为患者有权利知道诊断结果，55.9％的家庭认为应该隐瞒诊断的真实信息，其中 57.7％的家属认为告知会对患者的心理造成不良的影响。

2016 年，关于家属是否应该事先知道诊断结果的调查结果显示❸：47.9％的癌症患者认为患者应该比家属更早知道癌症诊断结果，10.2％的普通老百姓认为家属应该先知道诊断结果，但事实上，仅有 30.7％的癌症患者比家人早知道诊断结果。

2020 年，有研究人员对 1470 名癌症患者家属进行问卷调查，结果显示❹：1041 人（70.8％）赞成向患者告知诊断结果，429 人（29.2％）不赞成将诊断结果告诉患者。赞成披露诊断信息的主要原因是，"这是他的生命，他必须掌控"（832 人），以及他可以规划自己的余生，无怨无悔地离开这个世界（588 人）。认为应该向患者隐瞒诊断结果的家庭成员主要是担心患者无法承受压力，生活质量会变差（295 人），死得会更快（323 人）。该研究还显示，家属受教育程度和居住地区也会对是否告知产生一定的影响，受教育程度较高和生活在西方国家的中国人更倾向于向患者披露诊断结果。

从结果来看（图 3-5），家庭趋向于医生告知患者的比例不高，大部分告知还是家庭优先于患者本人，家庭在告知方面依然承担了很大一部分责任。另有调查结果显示❺：少部分日本人认为患者应该在家庭之前知道癌症的诊断结果。邻国日本拥有和我国相似的调查结果。

---

❶ ZENG T Y, HUANG H S, ZHAO M Z, et al. Health professionals' attitude towards information disclosure to cancer patients in China [J]. Nurs Ethics, 2011 (18)：356 – 363.

❷ HUANG B, CHEN H, DENG Y, et al. Diagnosis, disease stage, and distress of Chinese cancer patients [J]. Annals of Transitional Medicine, 2016, 4 (4)：73.

❸ HUANG B, CHEN H, DENG Y, et al. Diagnosis, disease stage, and distress of Chinese cancer patients [J]. Annals of Transitional Medicine, 2016, 4 (4)：73.

❹ WANG D, PENG X, GUO C, et al. When clinicians telling the truth is de facto discouraged, what is the family's attitude towards disclosing to a relative their cancer diagnosis? [J]. Supportive Care in Cancer, 2013, 21：1089-1095.

❺ MAIKO F, YOSUKE U. Preferences of cancer patients regarding communication of bad news：a systematic literature review [J]. Japanese Journal of Clinical Oncology, 2009, 39 (4)：201-216.

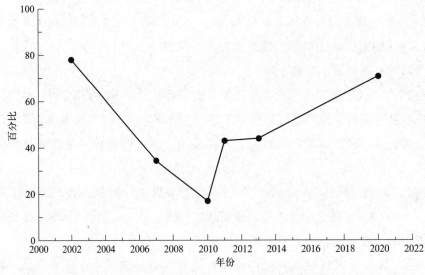

图 3-5 中国家庭赞成将患癌信息告知患者的比例

三、中西方知情同意实践对比分析

中西方对癌症知情同意的看法不同，西方以保护患者的自主性为主要考量，而我国以有利于患者为主要考量。在癌症患者获得信息渠道方面，在美国，96％癌症患者都是由医生直接告知的，不到 4％的患者是由亲属告知的❶。在中国，28％的患者是由医生直接告知的，49.9％的患者是从诊断报告上得知的，19.9％的患者是由家人告知的，极少部分从其他渠道获知❷。

（一）西方医生告知患者的特点

调查显示，美国对于癌症的告知采取的是理性人标准。从以上数据分析来看，在癌症告知方面，美国经历了一个从不告知到告知的过程。也就是说，尽管美国强调的是患者的自主权利，但并不是医生没有意识到患者的脆弱性，也不是

❶ ATESCI F C，BALTALARLI B，OGUZHANOGLU N K，et al. Psychiatric morbidity among cancer patients and awareness of illness [J]. Support Care Cancer，2004 (12)：161-167.

❷ ATESCI F C，BALTALARLI B，OGUZHANOGLU N K，et al. Psychiatric morbidity among cancer patients and awareness of illness [J]. Support Care Cancer，2004 (12)：161-167.

医生的无情和不负责任。它的这种改变与其社会的发展有着极大的关联，那就是医学社会工作者组成的一个可以为癌症患者提供心理支持的组织的崛起。这种组织的出现在很大程度上缓解了告知给医生带来的后顾之忧。当告知患者变得非常"安全"的时候，医生完全可以放心地去满足患者关于自主性等各方面的需求。美国的医生似乎依据的是理性人标准，这也同时说明了为什么美国很少有关于医生对患者情感方面的调查研究。

（二）中国医生告知患者的特点

中国医生的告知模式体现更多是主观人标准。《中华人民共和国医师法》第26条规定：医师应当如实向患者或者其家属介绍病情，但应当注意避免对患者产生不利后果。也就是说，在面对重大疾病时，中国的法律要求与西方的法律要求出现了不同。中国的法律允许不告知患者，这就要求医生应该根据实际情况作出不同的判断。对中国人来说，尽管大家渴望被告知，但是癌症信息对于患者自身和患者家庭都是一个噩耗，我们面对癌症往往是束手无策，在医学技术还不能完全战胜癌症的今天，面对患者得癌的噩耗，中国的医生和家庭在告知患者方面出现了情感上的迟疑。"医乃仁术""医者仁心""良医"等古训表达了中国人对医生有较高的道德要求，但是医生自身却对自己提供情感支持的能力感觉担忧。尽管有心理医生，但癌症患者似乎并不是他们主要关注的对象。北京的调查结果显示❶：中国癌症患者普遍有抑郁等心理症状，但是仅有 6.9％ 的患者会寻求心理医生的干预。所以，对癌症患者情感照顾的压力就只能落在家属的身上；否则，癌症诊断结果出来后紧随的就是癌症患者高自杀率。患者在获得癌症信息方面往往会出现心理上的矛盾，医生也在无形中承担起了相关告知的责任，家庭自然就成了告知的缓冲区。

（三）中西方癌症告知差异的潜在影响因素

如果一个医生不合情理地滥用自主概念的话，那么这种自主就失去了价值和意义。对患者情感支持的研究缺失是中国生命伦理学研究的不足。

---

❶ ZHAO L，LI X，ZHANG Z，et al. Prevalence，correlates and recognition of depression in Chinese inpatients with cancer [J]. Gen Hosp Psychiatry，2014（36）：477 - 482.

　　社会因素导致了中西方癌症告知方面的巨大差异，却与中西方文化的相关性不大。对患者的调查结果显示：教育程度高的人群更愿意在自己病重时知道实情，并愿意自己作出选择，而文化层次相对较低的人群更趋向于由家人作出决定。对患者家属的调查结果显示：家属不愿意告知患者实情是因为害怕患者知道实情后影响其情绪，不利于其健康。总的来说，是否告知，取决于各人的受教育程度、年龄和性格，以及疾病的严重程度，而似乎与各国的文化相关度不大。

　　在20世纪中期，新的观念开始改变美国文化，患者的知情同意权已经逐步形成法案。1962年，美国通过了《消费者权利法案》，允许消费者"享有被告知的权利"。在接下来的几年里，美国公布和实施了更多有关医学的道德规范和法律。1973年，美国颁布了《患者权利法案》，正式承认患者有权从医生和护理人员那里获得有关患者疾病、治疗和预后的明确、可靠和可理解的信息。1979年发布的《贝尔蒙特报告》明确指出了当今医学的四项基本伦理原则：自主、有利、不伤害和公正。多年来，这些原则陆续通过新的法律和文献得到确立。美国医生告知患者病情已经常态化，而我国法律赋予了医生一定的裁量权，在特殊情况下，可以选择不直接将患者病情告知患者本人。

第四章

中西方知情同意的理论基础对比

本书已经从知情同意的立法和规范等方面分析了知情同意原则发展的脉络。《纽伦堡法典》阐述了医学研究中知情同意是必须遵循的一条原则，在医学实践和司法中，我们也已经明确了知情同意产生的背景，但是对于中西方各自知情同意的理论基础，还需要我们进一步梳理和诠释。我国在知情同意的研究方面呈现出不同的流派。有学者继续沿用西方的自由主义价值理念（如个人自由、平等、人权、民主）进行知情同意研究，但是这并不能代表我国生命伦理学的特点。强调家庭和社群的中国生命伦理学理论探讨并不是基于功利主义也不是义务论，而体现的是一种德性伦理的内涵。它蕴含了中华传统文化的核心因素：仁、义、礼、智、信。在强调情感和社群的中国"熟人"社会中，人都是在家庭中成长的。无论是患者还是一般人，都应该被看作是其家庭中的一员，家庭有其本身的社会和本体的实在性。而西方的个人自主理论糅合了功利主义和权利论等自由主义思想，包含了西方社会的自主、自由、民主等不同理念，在强调立法和权利的西方社会中，人被看作是理想的原子式个体，强调个人应当遵循自己的想法，在完全不受他人操纵或劝说之下来决定自己的事情，所以效用论（功利主义）、义务论、权利论等似乎成了知情同意理论的主要来源。

第一节　西方知情同意的理论基础

以原子式个体为特点的西方自由主义强调的是独立和自主，这种西方伦理学的主要核心理念主要源自于洛克、密尔、康德等所提出的权利和自由思想。知情同意作为西方伦理学的一条重要原则，其理论来源也主要衍生于效用论、义务论、权利论及自主理论。

一、效用论与知情同意

个体是自我利益决策最佳者，即个人价值最大化，其理论来源为效用论。早在 19 世纪，英国哲学家杰里米·边沁（Jeremy Bentham，1748—1832 年）和约翰·斯图亚特·密尔（John Stuart Mill，1806—1873 年）就对效用论给出了最著名的陈述。边沁和密尔虽然没有给出明确的理论，但他们两人的观点后来被称之为"经典功利主义"，后来的学者对效用论的改良都是以边沁和密尔的陈述为基础。效用论认为❶：我们应该根据人类行为结果的最大价值对人类行为进行道德评价。该理论重视行为的结果，而不是行为本身的某些特点。一个行为的"功利性"或"有用性"是由它所产生的幸福程度所决定的，行为本身没有对或错之分。一个行为也不是由于行为者的希望、意愿或过去的行为来决定错或对，唯有结果是重要的。在某种情况下，撒谎、毁约，甚至杀人都可以是正确的行为。当然，在另外一些情况下，这些行为也可能是错的。

运用效用论原理，我们可以思考每个行为的可能后果，然后我们选择能以最低成本产生最大效益的行为。但是，对于哪种价值应当最大化存在着较大的分歧。在边沁和密尔看来，幸福和快乐具有这种内在的价值。一个行为的"功利性"或"有用性"是由它所产生的幸福程度所决定的。他们这样描述："行为的正确性是与它们给人们带来的幸福成正比的，而且错误性是与减少人们的幸福成正比的。"无疑，在他们看来，正确的行为就是能为最大多数的人带来最多幸福的行为。但也有学者认为，友谊、知识、健康、美丽等具有内在价值，还有学者认为功利的价值在于个人偏好，具有很大的主观性❷。尽管不同哲学家对功利有不同的认识，但是他们一致认为我们应当根据行为所产生的内在价值的总和来评估最大利益。因此，当六个需要不同人体器官的危重患者出现在医院的时候，如

---

❶　罗纳德·蒙森. 干预与反思：医学伦理学基本问题［M］. 林侠，译. 北京：首都师范大学出版社，2010：6.

❷　MOORE G E. Principia ethica［M］. New York：Cambridge University Press，1903：90.

果这时恰好出现一个健康的男子，那么诊疗医生可以选择把这个无辜的男子杀死，进而把他的器官分配给这六位患者。失去一个人的生命而拯救六个人，杀人似乎能产生更多的幸福，从效用的角度来看，这个医生的行为无疑是合理和正当的。因为在效用论看来，正确的行为就是能为最大多数的人带来最大的幸福，伦理的目的就是在最大程度上增加世界上的快乐。因此，边沁提出了"快乐与痛苦之比"的概念。其中，快乐的特点（如强度、持续期）和受影响的人数都被用来测量和分配可计算的价值。为确定几种可能的行为中哪一种是正确的，我们只要确定哪一种能得到最高分值。当然，与之相对的就是尽量减少痛苦，二者的比值就是幸福指数。与边沁不同，密尔对快乐做了进一步区分，他将快乐分为肉体快乐和精神快乐，他认为思想上的快乐要高于单纯的肉体快乐。

个人自我决定的知情同意借用效用论的原因是，幸福快乐这些内在价值都是主观感受，只有个体才能真正洞悉自已需要什么，如什么对自己不利，什么对自己有利。在密尔看来，外人对自己的判断和干预都可能是错误和盲目的，只有自己才是命运的主宰者❶。19 世纪著名的医学家和医学伦理学家胡可就是一名典型的功利主义者，他坚持在医学中讲真话。他认为："欺骗在少数情况下所产生的善与它在多数情况下产生的恶相比几乎为零。当我们把普遍采取欺骗做法所产生的恶果考虑进去时，我们与患者交往时严格坚持讲真话的重要性，即使出于利己的理由，将变得不可估量的巨大。"❷ 个人是自我益处的最佳决定者的观点就是效用论的核心理念。

除此之外，在密尔看来，保护个人自我决定能力还有更深层次的理由，那就是，根据自身的判断而实施的行动是人类发展和进步的根本。因为社会存在的不同观点才是社会发展的源泉和动力❸。所以，只要行为没有干涉到他人，我们就应该在决定的时候拥有绝对的自由。因此，患者应该完全掌握自身作出决定所需的相关信息，这样才能自由自在地作出符合自身价值的决定。

密尔的上述表述充分解释了知情同意的伦理内涵，但这种观点也受到了一些质疑：一是并不是所有人都对自己的主观利益非常清楚。面对医生给出的大量信息，有些人甚至会出现不知所措的感觉。因为这些人缺少判断什么是自己真正的

---

❶ 密尔. 论自由 [M]. 许宝骙，译. 北京：商务印书馆，2005：10.

❷ HOOKER WORTHINGTON. Physician and patient [M]. New York：Baker and Scribner，1849：375-381.

❸ 密尔. 论自由 [M]. 许宝骙，译. 北京：商务印书馆，2005：16.

最大利益的能力。二是并不是所有人在所有时候都是理性的。成熟的成年人有时也和孩子一样在理性思考和执行能力上有所欠缺，在考虑自身的利益时候可能会出现冲动或被一时的激情所打动。如厌世、自残等❶。关于理性不够的一个形象的例子就出现在《奥德赛》中。特洛伊战争以后，奥德修斯到处流浪，当他经过一片有海妖的海域时，他命令手下人将自己捆在船上的桅杆上，并告诉手下人不要执行他将自己放下来的所有命令。因为他知道妖妇会用她们的歌声迷惑他，他只要听到她们的歌声，就会情不自禁地跳海而死。奥德修斯作为英雄有时都无法抵挡诱惑，更何况普通人。

二、义务论与知情同意

对功利主义来说，一个行为的正确性取决于它的结果。与这个观点形成鲜明对照的，是由德国哲学家伊曼纽尔·康德（Immanuel Kant，1724—1804 年）在他的著作《道德形而上学的基本原理》中创立的义务论。对康德来说，一个行为的结果在道德上并无意义；相反，当一个行为符合他称之为"绝对命令"的规则时，这个行为才是正确的。依据康德的观点，虽然仅有一种绝对命令，但是他的绝对命令有多种阐述的方式，其中一种是，总是要这样行事，即总是把人，无论你自己还是其他人，看作是目的而绝不仅仅是一种手段。

在康德看来，每一个理性的生物都有它自己的价值。这种价值既不是由其生存的具有某种政治结构的社会所赋予的，也不是由其所属的某个生物物种所赋予的，这种价值是纯粹理性领域所固有的。理性生物拥有康德所称的"一种自发的、自我约束的意志"。就是说，他们能够考虑他们行为的后果，为他们自己制定规则，并且用那些自我强加的规则指导他们自己的行为。因此，理性赋予每一个人一种内在的价值和尊严。在西方，很多学者把康德的理论看作是知情同意的理论基础。因为康德理论认为理性自主的人才是一个真正自由的人。这种理性的自主常常被学者认为是尊重自主，也就是知情同意。

康德主张，我们必须不把他人仅仅或完全当作实现我们目的的手段，每个人

---

❶ MCCONNELL TERRANCE. Is Aristotle's account of incontinence inconsistent? [D]. Greensboro: The University of North Carolina，1975：58-59.

都应当获得他人的尊重和拥有应有的道德尊严❶。当然，这里要强调"仅仅"二字，我们可以把人当作手段，就像学生把老师当作获取知识的手段，但老师不仅仅是手段，也是目的。对于医学研究人员来说，知情同意就是充分尊重研究参与者的自我决定权利的一种最好途径。隐瞒信息就是把研究参与者仅仅当成了获取科研成果的手段，这是对理性人的不尊重。因为人具有自主权、理性，所以医学治疗或研究需要获得患者或研究参与者的知情同意。我们不能被迫接受对"我们自己有好处"的治疗，也不能在不知情的情况下为了"他人的好处"而使自己成为试验对象。如果医学研究者不告诉研究参与者自身是研究项目的一部分，那么不需要招募研究参与者，不用签署知情同意书，研究者的操作会变得异常简单，但是研究参与者在不知情的情况下成为了医学研究的对象，即使这种情况没有涉及公然的谎言，但依据康德的原理，这个行为也是错误的，因为这个过程把人当作一种手段而非作为最终目的。

　　同样，医学研究人员主动去欺骗一个潜在的试验对象也是不对的。如果研究人员告诉患者："我们想在你身上使用这种新药，因为它会对你有帮助。"如果并非如此，研究人员就是在做一件错误的事情，因为在康德看来，撒谎总是错误的。依据义务论，一个行为在道德上是否正确不应该依据其是否有好的结果。因此，患者必须在告知的情况下自愿同意作为医学试验的对象，否则，他就被剥夺了自主权，仅仅被当作了一种手段或工具。

　　再者，在康德看来，人具有高度的理性，理性可以为自己立法，理性赋予每一个人一种内在的价值和尊严，所以个体有权利为自己作出决定，有权控制自己的身体，他人代为决定都是没有合理性的。对康德来说，所有的道德观在理性中都有它的最终源头。在任何一种阐述中，绝对命令都是一种理性的表达，是一种所有纯理性生物在实践中应遵循的原理。当且仅当人们有意识地按照达到绝对命令要求的普遍有效的道德原则来行动时，他们才拥有"意志自主"。如果一个人自由地接受客观的道德原则，那么这个人就成了给自己立法的人。对康德来说，自律原则是唯一的道德原则。那么，对于医生和研究人员（作为理性人）来说，他们只有尊重真实告知、不撒谎的道德律令才是遵从普遍法则，而患者或研究参与者也只有在获得了充分的信息之后才能够获得意志的自由。试想一下，当医生

❶　康德. 实践理性批判［M］. 邓晓芒，译. 北京：人民出版社，2004：62.

给我们服用安慰剂的时候，却告诉我们，这是一种强有力的有效药物；再比如，在体检的时候，我们被诊断出了癌症，医生却告诉我们"你们很健康"，在诸如此类的情况下，医生无疑是为了照顾我们的情绪和心理，因为这样可以省去我们无谓的担忧。然而，这些谎言让我们失去了作为理性人的尊严，它剥夺了我们的自主权，剥夺了我们的决策权。

比较起来，效用论要求我们通过预料行为的后果，并确定这些后果，以便证明我们所想做的是否正当，以此调整我们行为的方向。而义务论让我们省去了很多疑虑，因为我们知道撒谎可能会带来好的结果，但是我们不能撒谎。这正是义务论对效用论的有力补充。当每一个人都被当作目的而不是手段的时候，那就完全没有为了某些人的利益而合法地剥夺他人权利的可能性了。

然而，道德源于生活实践。生活中的人是有感情和经验的，而康德的理论仅仅强调理性。在恩格尔哈特看来，康德的理念仅仅适用于陌生人，他试图寻求普遍理性的命令，为脱离具体的历史与境遇的抽象的人提供评判的标准。也就是说，康德试图超越性别、种族、历史，因而在完全抛开特殊性和历史性的前提下，建构自己的道德王国，康德的道德观和生命伦理观错误地固执于过分的抽象❶。假设一名医生答应去和女朋友约会，但是这时与之交谈的患者出现了心绞痛。如果这名医生遵循了履行诺言这个绝对命令而去和女朋友约会，那么，最终的结果就是患者得不到及时的救治。我们的道德直觉告诉我们，医生这样的行为显然是不对的。再者，当医生讲实话会对患者造成不可逆的伤害的时候，甚至是威胁生命的时候，那么大部分人应该会支持医生善意的谎言。

另外，康德的理念也仅仅只能适用于法律和契约中原子式的个人，对于身处家庭和社会中没有形成契约的个体似乎没有理论的自洽性。因为家庭和社群强调的是爱和责任，康德理论更适合陌生人。因此，当康德在强调理性人的时候，突出了"自主的自我调节的意志"的概念，那么，对于孩子或老年痴呆患者来说，他是否拥有自我调节的意志？如果没有这种意志，他就不能够合法地同意参加医学试验，甚至不能同意参加必要的医学治疗。而事实上，父母或家庭给孩子或老年痴呆患者提供的照护是基于熟人社会的爱和责任。关于这个方面，康德理论并没有给我们指明方向。

❶　范瑞平，张颖．建构中国生命伦理学新的探索［M］．北京：中国人民大学出版社，2017：1-5.

三、权利论与知情同意

从洛克开始，自由个人主义者就已经开始使用权利语言来支持其道德和政治观点。自由的权利是与生俱来、神圣不可侵犯的自然权利。密尔在《论自由》一书中声称："人类有权利干涉其他成员行动自由的唯一理由是自我保护。人类可以正当地凌驾于文明社会其他成员之上，违背他人的意愿，这样做唯一正当理由是使其他人免受伤害。不能因为这样做对他更好，会让他更幸福，而去强迫他去做或者忍受某件事。❶"对于自由这种自然权利的思考，很大程度上源自于"二战"期间纳粹分子的非人道行为。"二战"的教训让我们开始思考人是否有一种不可侵犯的权利来保护自己？

西方哲学家对权利可让渡的讨论为权利作为知情同意的理论基础提供了论据❷。权利的让渡为那些必须给予同意的行为的实施提供了合理性。也就说，通过同意可以放弃自身的权利或转让权利。知情同意作为一种权利隐含着患者有自我决定的权利，那么相应的医生就有告知的义务。密尔在《论自由》中也强调了基本个人权利可以保护个人具体的基本自由和利益。权利是个人和群体可以向他人或社会提出的合理要求。拥有某种权利，就是拥有了通过自己的选择决定他人应当做什么或不必做什么的地位❸。从比彻姆和邱卓斯的观点来看❹，在倡导权利的社会中成为一名权利拥有者，这既是保护自身的根源，也是维护尊严和自尊的根源。当人们拥有与义务相关的可以行使的权利时，他们就能成为实现计划和提出要求的自由主体。这种权利可以保证我们有机会追求和要求我们所珍视的利益或自由。康德哲学认为❺，每个人都是理性的和自由的个体，他被赋予了作出影响自己生命决定的权利。这意味着，一个人有权利接受与作决定相关的信息，

---

❶　MILL J S. Utilitarianism and on liberty [M]. London：Blackwell，1962：135.

❷　BROCK DAN W. Life and death [M]. New York：Cambridge University Press，1993：105.

❸　SIMPSON A W B. Oxford essays in jurisprudence [M]. UK：Clarendon Press，1973：171-198.

❹　汤姆·比彻姆，詹姆士·邱卓思. 生命医学伦理原则 [M]. 李伦，译. 5 版. 北京：北京大学出版社，2014：78.

❺　罗纳德·蒙森. 干预与反思：医学伦理学基本问题 [M]. 林侠，译. 北京：首都师范大学出版社，2010：610.

有权利面对真相，无论它会令人多么痛苦。罗斯的原则承认❶，每个人都有当作自主的主体来对待的道德上的权利，可以作出影响自己生命的决定。因此，医生获得患者对治疗方案的知情同意是必需的。

然而，权利并不是绝对的。正如德沃金所认为的那样❷，个人权利并没有强大到不可超越。当这种权利已经形成了对他人的侵犯或危害他人的时候，这种权利是可以被剥夺的。如公共卫生当中传染病患者的自由权利等。按照权利让渡的观点：当获得对方的同意后，我们可以做任何事情，甚至一些违法的事情，如人体器官的买卖、非法代孕等非法行为。我们可以以安乐死为例作详细说明，在安乐死作为公民的一项合法权利的国家，引起了很多哲学家和医生的争议。大多数支持安乐死论点的依据是自我权利原则。但问题是，尽管安乐死获得了个体知情同意的授权，一个人被杀，另外一个杀人，使安乐死合乎道德的理论依据是把患者的自我抉择的权利通过同意转变为某个医生杀死患者的权利。难道只要得到有能力的人的许诺，医生就应该杀死一个人吗？我们的生命权像财产一样，只要价格是正确的，就可以被抛弃或剥夺吗？安乐死有可能会损害公共利益。即使我们有选择自己生活方式的权利，但这种权利的意义和范围一定要受社会大众利益的限制，并要与之相协调。因为这种大众利益远远大于个体的利益❸。因此，我们说并不是所有权利都是可以让渡的。我们承认权利是知情同意的一个基础，但它不是最重要的基础。

四、自主理论与知情同意

在对知情同意的道德基础理论的辩论上，不同哲学家会有不同的看法，但又殊途同归。从权利论的角度来看，个人行使权利的自由就是自主性，尊重个人的权利就是尊重个人的自主权。从效用的角度来看，尊重人的自主权可以让个体自身利益最大化。在康德看来，崇尚理性的自由也就是意志的自主。这种自主实际

---

❶　罗纳德·蒙森．干预与反思：医学伦理学基本问题［M］．林侠，译．北京：首都师范大学出版社，2010：610.

❷　DWORKIN R. Taking rights seriously［M］．MA：Harvard University Press，1997：223.

❸　罗纳德·蒙森．干预与反思：医学伦理学基本问题［M］．林侠，译．北京：首都师范大学出版社，2010：334.

就是服从和接受普遍的道德命令。尊重他人，意味着认识到他们的自主权，其方式就是允许他们自由地选择他们的生活；相反，对人不尊重意味着剥夺他们以自己选择的方式生活的自由。

尽管不同伦理学派能够在自主性上找到切合点，但对自主性的理解是不同的。自主最初是指独立城邦的自治或自我支配，后来，"自主"一词的用法扩展到个人，并获得多种含义。如自我支配、自由权、个人选择、意志自由、自主行为、自主者等。显然，无论在日常生活还是当代哲学中，自主都不是一个单一的概念，其含义需要根据具体的情境进行提炼。从道德意义上看，我们属于有理性的人类。我们可以凭借自己的本性，能够独一无二地判定什么是自己的最佳利益。用康德的话说，这是因为我们是自己的最终目标，而不是为达到其他目标的手段。个体有其内在的价值，而且他人有义务尊重个体的内在价值。对自主的认知就是对个体内在价值的认知，对自主的侵犯就是对人的侵犯，否认某人的自主就是把他当作一个物件对待，而不是像人那样对待。如果我们的行为是经过深思熟虑和多方选择后做出的，那就可以说我们是在自主地行动。但是，当我们受到事实上的强迫或明确或不明确的威胁而行事时，或者当我们误解他人或事情时或受到有损我们判断能力的因素的影响时，我们的自主就受到了影响。

自主之所以如此重要，正是因为个体可以通过实施自主来塑造自己的生活。不管有多少哲学家对自主性进行解释或是诠释，他们不过都是对自主性进行重新的理解、诠释和完善，核心还是没有离开自主。因为自主至少可以最大程度地保护个体不受到伤害。我们赋予自主的高价值，就是建立在这样的认知基础上的，即没有自主，我们的生命几乎没有意义。自主使我们有机会成为自己，即使我们对结果不满意，我们也会因知道是自己犯的错误而感到不遗憾。我们至少作为理性行动者来行事，理性的个人具有绝对的价值。

那么，对知情同意来说，只有当我们作出的决定是以知情为基础时，我们才是在行使最充分意义上的自主权。如果我们在不知道与选择相关的真实信息的情况下必须作出相关的决定，那么就很难说我们对自己的生活道路作出了选择，因为谎言和其他形式的欺骗会破坏自主权。对一个患有严重的常见致命疾病的患者来说，医生没有告诉他有关他的病情，那么他就不可能决定怎样安排他生命的剩余时间。

在大多数医疗情况下，信息是保护和维护自主权的关键，只有当我们作决定是以知情同意为基础时，我们才是在行使最充分意义上的自主权。一个没有被告知医疗可选形式和相关风险的患者，就被否认了他可以按照自己愿望和价值判断做决定的机会。例如，一个患有冠状动脉疾病的人没有被告知手术治疗相对于药物治疗的优点，只知道自己是冠状动脉分流手术的候选人，他就不可能决定他愿意承担什么风险，他准备经受什么样的折磨。那么，没有为患者提供必要信息的医生，就限制了患者的自主权。自主理论要求知情同意，因为单单同意并不一定含有真正意义的独立自主。

尽管一些医生仍然愿意为了患者的利益将治疗方法强加给患者，但患者不需要按照别人建议的那样去选择。患者可以拒绝服用医生推荐的药物、改变自己的饮食习惯、拒绝戒烟或拒绝经受那些可能带来痛苦但可以提高自身生命质量的手术。也就是说，重视自主要求我们意识到医疗中的患者并不总是做一些对自己有益的事，一个人必须通过他自由选择的道路去往天堂或地狱。

总结起来，知情同意原则的概念是对个人自主权的承认和尊重。尊重自主主要有两个内涵：一是人与人之间的平等性；二是人与人之间的差异性。自主的意义和价值主要体现在以下几个方面：

（一）强调基本个人权利，可以保护个人基本的自由和利益

个人和群体可以向他人或社会提出合理要求，拥有某种权利，即拥有通过自己的选择而决定他人应当做什么或不必做什么的地位。

（二）个体的独立性在权利上是绝对的

对于个体自身，包括身和心，个体乃是最高的主权者。个体只有具备了这种自由才能够实现自身自由的发展，才能够保证人类在德行和智力上的成就。

（三）人性自由具有本体论的价值

人性不是一架机器，不可能是一个模子刻出来，它需要自由的成长❶。由此看来，关注个体的自由和权利是社会不容忽视的重要问题。很多学者自然地把这

---

❶　密尔. 论自由［M］. 许宝骙，译. 北京：商务印书馆出版社，2005：10.

种自主衍生为生命伦理学中尊重自主的概念。

（四）人拥有理性

作为高度理性的人，个体可以理性地思考并理性地作出决定，旁人应该充分给予他们空间和自由以进行理性的选择，我们不应该干涉他人的行动，尽管此行动的结果可能对此个体自己不利。

（五）人可以自我立法

任何善良的意志都应该是可以普遍化的，只有符合理性自主制定的法则才是客观的法则，人只要按照这种客观的法则去行动就是自由的。

（六）我们要把人当成目的，而不能仅仅是手段[1]

剥夺患者自主权的行为仅仅是把患者当成手段而不是作为目的去尊重。因此我们需要强调患者的自主。在康德看来，尊重人的自主才是对人的理性的认可。

当然，有部分哲学家的观点挑战了自主理论的内涵。比彻姆和邱卓思在总结效用论、义务论及权利论的基础上，归纳出了浅显易懂、方便医生和研究人员应用于实践的生命伦理学四原则：尊重自主、有利、不伤害、公正。

在比彻姆和邱卓思看来，一个行为是自主的，只需要很大程度的理解和不受限制，并不需要完全的理解或完全的不受影响。如果要求患者和研究参与者的决定严格符合完全的或彻底的自主决策这一理想要求，那么就剥夺了其行为在现实世界中的立足之地。因此，比彻姆和邱卓思的表述缓和了之前哲学家们对自主性在临床实践中过于绝对的表述。也就是说，自主是知情同意过程当中非常重要的一个因素，但并不能成为绝对的因素。

另外，部分哲学家也已注意到目前对尊重个人自主的强调会排除同情和移情等行为。就像盖林（Gaylin）所说[2]，自主已经渗透到了我们的日常生活中，太多人把人际关系当作了侵犯自主。当公众支持那些最大化个人自由选择的公共政

---

[1]　康德. 实践理性批判［M］. 邓晓芒，译. 北京：人民出版社，2004：62.

[2]　GAYLIN W. Talk is not enough：how psychotherapy really works［M］. New York：Little, Brown and Company，2000：120.

策和社会实践时，不管道德成本有多大，不管行为的自我毁灭性有多大，他们始终受自主的蛊惑，反对约束、关系、原则、责任的这些行为却被大家公然接受了。

再者，因为自主权与知情同意有如此密切的关系，那么在那些没有能力给予同意并作决策的情况下，特殊的问题就产生了。比如，那些患有精神疾病等没有能力代表自己作决定的人，他们的现实情况和自然条件已经剥夺了他们行使自主权。这就出现了对自主的挑战。

自主作为知情同意的基础并不是绝对或无条件的。在临床治疗或医学研究中，安慰剂的使用是自主的例外。因为医生对患者使用安慰剂时，没有告知患者实情，所以患者在没有掌握完整信息的情况下无法实现其自主性。

第二节　中国知情同意的理论基础

儒、释、道三家是中国传统文化的精髓。道家"天人合一"思想对人与自然进行了整合，儒家则更关注人在社会中的价值实现，因而发挥了人性中的积极进取的一面。尽管道家哲学在很大程度上塑造了中国传统的医学理论，佛教教义也影响了中国医学的伦理行为，但是设定了中国医学伦理传统基调的乃是儒家的道德教导[1]。中国文化的最大特征就是先求诸己，然后求诸人，然后开展仁道，寻求义道，建立礼制亦即行为的规范[2]。这正如孟子所言："万物皆备于我矣，反身而诚，乐莫大焉。"（《孟子·尽心上》）人的本性根植于天地之道，故为人性善之源，为儒、道二家所共享。中国生命伦理是一种以德性为基础的道德，在孔子看来，"仁"就是他在对人性的思考中所发现的一种基础性的德行，它是一种意义深远的、完善的人类德行。而"亲人之爱"又是"仁"的基础，正所谓"君子务本，本立而道生。孝弟也者，其为仁之本与！"（《论语·学而》）因此，对孔子而言，只有通过在家庭生活里萌发、培育亲子之爱，并逐渐将之推及家庭之外的其他人，才能构建和谐社会。

---

❶ 范瑞平. 当代儒家生命伦理学［M］. 北京：北京大学出版社，2011：60.
❷ 成中英. 伦理与美学［M］. 北京：中国人民大学出版社，2017：233.

孟子更明确地提出道德根源是出自我们本身具有的"不忍之心"，即道德本心，而且明确指出不忍之心同时是具备情与理的道德行动的动力。孟子曰："人皆有不忍之心。先王有不忍之心，斯有不忍人之政矣。以不忍之心，行不忍人之政，治天下可运之掌上。所以谓人皆有不忍人之心者，今人乍见孺子将入于井，皆有怵惕恻隐之心，非所以内交于孺子之父母也，非所以要誉于乡党朋友也，非恶其声而然也。由是观之，无恻隐之心，非人也；无羞恶之心，非人也；无辞让之心，非人也；无是非之心，非人也。恻隐之心，仁之端也；羞恶之心，义之端也；辞让之心，礼之端也；是非之心，智之端也。人之有是四端也，犹其有四体也。有是四端而自谓不能者，自贼者也；谓其君不能者，贼其君者也。凡有四端于我者，知皆扩而充之矣，若火之始燃，泉之始达。苟能充之，足以保四海，苟不充之，不足以事父母。"（《孟子·公孙丑上》）

孔子的"仁"和孟子的"不忍之心"，构成了中国医学伦理传统的核心。这种价值观在临床的体现就是医生对患者的同情共感。尽管孔子和孟子二圣都强调了以德行为基础的人格概念，但这些德行必须首先从家庭内部关系中产生，否则就是无源之水、无本之木。古人云："求木之长者，必固其根本；欲流之远者，必浚其泉源。"（《魏征·谏太宗十思疏》）因此，家庭主义内涵的探究应该是中国知情同意研究不可忽视的一个重要元素。

一、家庭主义理论

中国传统儒家家庭主义模式的内涵有别于西方的个人自主模式的地方在于，个人和他人之间是相互影响的，而且有种明确的共同义务感。在许多日常生活决策中，如婚姻、学业等，个人的自主决定权深受家庭观念影响。因为看重家庭观念、价值、和谐以及孝道等，个体即使有自主决定的能力，也常让家人参与或决定其医疗事宜。比如，当家庭成员生病时，其他家庭成员有责任和义务提供支持和帮助。总的来说，家庭主义的特点是：①家庭而非个人是自主的整体；②考虑患者的最佳利益，而不是简单地遵从患者的意愿；③最终决策有可能与患者之前的预留遗嘱不一样甚至相悖；④家庭利益与个体的利益有整体性。因此，这种模式完全可以避开患者作为知情同意主体的角色。患者只是大家庭的一部分，家庭成为了绝对意义上道德实体，这种道德实体的内涵在于以下三个方面：

（一）个人是组成家庭的单元，个人与家庭不能割裂

在中国社会中，家庭具有社会性和本体论的实在性，家庭是我们赖以理解个人的基础性存在。通过其家庭，可以更好地理解作为家庭成员的个人并评估其价值。人是社会性的动物，个体的身份首先在家庭关系中形成，并且由复杂的环境因素不断更新，比如地位、角色等，这确定了个体的维度。同时，在社会关系中的个体需要认同感与归属感，相依与归属促使个体产生对家庭的道德义务。虽然在家庭中个体具备若干权利，但涉及家庭的权利仍有一定的限度。对此，关怀伦理学提出者吉利根（Gilligan）指出❶：我们要注重人际相处，自我在人际脉络中和他人有不可分割的关联性，道德的基础在于人际关系。我们只有通过人际关系才能真正了解自我。这种思想与强调关系维护的东方思想不谋而合。

（二）个体是家庭的传承者

在中国社会，稳固的家庭是由父亲、母亲、孩子三者构成，三者相互作用，相互影响，形成了你中有我、我中有你的和谐局面。在家庭成员长期密切的生活中，家庭成员之间的相互影响对个体性格的形成产生了重要的作用：一是个体的兴趣、目标、信仰等都是在不断与他人，尤其是与家人互动的过程中被建构和重构的，它是动态的，但是还是通过自我来实现；二是个体的善和恶等道德理念的形成部分根源于与家人互动的关系之中。从这个层面上来说，人其实是继承者，继承那些生育、养育、关心他们的人，如父亲、母亲等亲人，我们实际都是第二个人。由此看来，个人不是绝对独立的存在，个人的成长和生活始终带有家庭的烙印和家庭的使命。个人的存在也并不单单是以个人为目的，而是以家庭为中心。家庭成员作为家庭的传承者，不仅要让家庭能够世世代代延续下去，而且要光宗耀祖，让门楣生辉，家庭成为实现个人价值的重要载体。

---

❶ GILLIGAN C. In a different voice：psychological theory and women's development ［M］. Massachusetts：Harvard University Press，1982：97.

（三）个体与家庭是情感的链接

人是情感的存在，医患对话中的个人不仅是理性的而且是感性的。我们不能忽视个体作决定时的情绪状态。家庭不仅是人们物质生活的保证，更是人们的感情和精神支柱。家庭是情感和理性的结合体。家庭重视医疗决定过程中个体的情绪因素，能够意识到家庭成员的情绪感受，这就考虑了那些完全被自我决定模式所忽视的一些要素。比如患者的情绪、态度等。由此可见，个体不应该仅仅关注客观的事实来作出决定，而是应该让家庭参与进来甚至是让家庭代为决定。有时我们最好能够避开患者做决定，因为疾病缠身的他们最应该做的是休息和静养，由其他家庭成员代为处理各种相关医疗问题。如果这时让患者参与相关过程，反倒是家庭没有同情心的表现。

家庭作为一个道德实体，它具有本体的意义和价值。家庭作为社会的基本单位，它不仅仅是由婚姻、血脉等组成社会的一个生物单元，更是一个不朽的社会单元和精神图腾。个人只是家庭的一部分。因此我们必须清楚三点：一是因为缘分让我们形成一个家庭，家庭成员之间形成特殊的关系，并且与家庭形成不可分割的状态；二是每个人的生命都始自家庭，人的道德实践自然也是从家庭出发，从个人的格物、致知、诚意、正心、修身，到齐家、治国、平天下，个人和家庭、国家、社会有机地联系在一起。中国社会强调的是"整体"文化，人伦基础是家庭。三是家庭成员关系作为基本的人类关系不是发生在彼此同意的基础上，而是天道❶。通过家庭这个道德实体，我们可以感知人与人之间的关系和人类的统一。

二、中国传统伦理思想——"孝"与"不忍之心"

家庭应该按孔子所提倡的仁、义、忠、信、孝及孟子所提倡的理、智、勇、慈等美德来照顾和关爱家庭中的患者。这才符合中国的传统家庭主义模式。然而，这种模式并非只有经验实践的智慧，其根源是体现在家庭实在与宇宙的深层实在之间，及其产生的共生共鸣关系的体认中，这种体认的基本象征符号和礼仪

---

❶　李瑞全. 儒家生命伦理学 [M]. 台北：鹅湖出版社，1999：54.

是"孝"与"不忍之心"❶。

（一）孝

西方社会的代理人决定模式的思想根源来自于亚里士多德的《尼各马可伦理学》中的"友爱"观念，而中国的家庭主义决定模式的思想根源来自于"仁爱"。有仁义美德的人会把别人的痛苦当作是自己的痛苦，所以他们会尽可能地去帮助他人减轻痛苦。"仁"发端和表现于家庭关系之中。它是连接家庭成员之间的情感纽带，是家庭关系中最高的德行，也是所有其他德行的基础。

"仁"发展于家长和孩子之间，其根本就是"孝"，正所谓"仁由孝始"。"孝"在中国已经践行了 2000 多年。它是中国传统伦理的中坚，在传统中国的历史中发挥了极大的作用。在国家治理上，"孝"具有政治价值。但在家庭中，"孝"具有深厚的道德价值。对于一个家庭来说，每个人幼时首先面对的是回应父母的照顾和关怀。这种回应即是"孝"。当代中国社会也对"孝"的践行进行了相关立法，如子女对家中老人的赡养义务等。"孝"是每个人实践"仁"的基本出发点。如果不能够践行"孝"，个体不可能会爱他人，也不可能具有其他美德，那就是一种伪善。中国的"孝"包含了三层意思：满足父母身心健康需要、关心父母、尊重父母，这也就是我们常说的"孝顺"和"孝敬"。然而，中国的"孝"并不等于西方社会所推崇的"尊重自主"，中国的"孝"具有超越尊重自主的内涵。

1. "孝"有"敬"的内涵

先贤孔子认为，所有人类行为都没有"孝"伟大。在"孝"中，又没有任何美德可以超过"敬"。在孩童的时候，家长就教育孩子要尊敬父母和长辈。"敬"源自于父母与子女之间的爱并且延伸给他人。孔子说，"今之孝者，是谓能养，至于犬马，皆能有养，不敬，何以别乎？"（《论语·论孝》）因此，所谓"敬"乃是一种诚笃的心态，可以说是"孝"的精神内涵之一。就"孝"的心态而言，除了敬重、亲切外，还有一份深刻的关切。故"父母唯其疾之忧"（《论语·为政六》），又"父母在，不远游，游必有方。"（《论语·里仁十九》）尽管如此，孔

---

❶ 李大平，左伟. 医疗决策的儒家家庭主义［J］. 学术论坛，2016，39（8）：18-22.

子认为侍奉父母并非盲从，而是对于父母的有过之处也要去劝阻，是为"几束"（《论语·里仁十八》）。如果父母不听，子女的态度仍然要不失于敬，且要无怨。

2."孝"包含了"顺"

孔子说，当父母活着的时候，我们要遵从礼而孝敬他们；当父母死去的时候，我们要遵从礼而去埋葬他们；当父母做错事情的时候，我们要用敬去说服他们。然而，这种"顺"并不是代表着对父母言听计从，也不是简单遵从父母遗嘱。汉初的《孝经》表明：孔子主张争子、争臣，意思是要对父母、君主的不道德行为或要求予以谏诤和反对，方才是尽孝道的道德表现。在医患关系中，如果医生对患者仅仅是尊重的话，那并不是"顺"。"顺"是一种义务上的相互对待，而不是主宰服从的关系。孟子强调父子有亲，即所谓父慈子孝；夫妇有别，即夫妇分工合作；长幼有序，即兄友弟恭之互相尽其义务，并不强调任何一方对他方具有所谓的权利或权力，这种道义延伸到社会政治，即：君臣有义，朋友有信，相互负责，所以"顺"蕴含的是一种责任。人在天地育化中有其责任，当关怀万物时，不是由利己之心出发，而是表现其关怀之意，关怀他人不仅是人类的责任，也显示人类的尊贵，因此，父母和子女有相互的义务和责任，中国社会强调的"顺"是一种家庭价值、利他的责任。

（二）不忍之心

孟子在先秦儒家伦理思想中发挥了极其重要的作用。在孟子看来，仁义就是人性的显露，孝悌乃人天性之情，其所谓的"不忍之心"不但直接回应人类的苦难，也广及天地灵物的生死存亡。不忍之心，是指不忍他人受到伤害之心。此心是人的本心本性，是纯然内在于人的心。不忍之心是每个人皆具有的，而不忍之心的运用，例如，如果有人忽然见到小孩将要掉入井里，都会产生悲悯同情之心，而此心的产生，并非欲结交小孩的父母，也不是要享誉于邻里或朋友间，也不是担心不去营救小孩会因此而得到坏的声誉，这纯然是本心的发动❶。

不忍之心蕴含人内在的道德主体性，也是一切道德价值与行为的动力根源。具体说来，不忍之心主要包括恻隐之心、羞恶之心、辞让之心、是非之心。"恻

---

❶　方勇.孟子［M］.北京：中华书局，2010：34.

隐之心，人皆有之；羞恶之心，人皆有之；恭敬之心，人皆有之；是非之心，人皆有之。恻隐之心，仁也；羞恶之心，义也；恭敬之心，礼也；是非之心，智也。仁、义、礼、智，非由外铄我也，我固有之也，弗思耳矣！"（《孟子·告子上》）人不忍无辜者遭遇不测，因为人有"忧伤恻隐之心"；人不忍人格尊严受伤害，因为人有"羞恶之心"和"辞让之心"；人不忍是非不分，因为人有"是非之心"。恻隐之心、羞恶之心、辞让之心、是非之心分别是仁、义、礼、智四者的起点，而此四者又如同人的四肢，人有了这四端而自己却说无法去实行善行，这简直就是自我欺骗。在孟子看来，我们是通过一种设身处地的想象力来感知别人的境况和感情的，通过想象，我们设身处地想到自己忍受着同样的痛苦，我们似乎进入了他人的躯体，在一定程度上同他像是一个人，因而形成了关于他的感觉的某些想法。因此，当面对患者遭受疾病的痛苦，其家人因为具有"忧伤恻隐之心"，故不忍患者遭受痛苦，因而尽力照顾；因为具有"羞恶之心"和"辞让之心"，故不愿患者人格尊严受损，视患者为身心灵完整的个体，在给予患者照顾之外，还注重其心灵的和谐；因为具有"是非之心"，故不做任何伤害患者的事。

不忍之心的表现纯粹是本心的表现，而家庭在面对患者时，真诚地和患者一起分担患病的忧愁，平衡个体的最佳利益，应对复杂多变的情况，满足患者的心理需要，无私地帮助与照顾患者，这种道德的义务即是对他人他物的苦难有一种同情共感，以及由此而来的自我要求和行动，这也正是不忍之心的表现和彰显。如在一次拍卖会上，出现了这样的一幅情景：每推出一辆车，都会有一个孩子率先叫出"10元！"当然这个价格很快就被后面人们提出的价格超过，而人们也渐渐明白，这个孩子手里只有10元，而他是多么想得到一辆自己的自行车。于是，当最后一辆崭新的漂亮自行车推出来后，这个孩子又一次叫出了"10元！"时，拍卖场上突然变得鸦雀无声，拍卖人重复了三次后，一锤定音，那孩子终于得到了一辆自行车。当那孩子眼里噙着泪水走向自行车时，会场突然爆发出热烈的掌声。让那个孩子得到这辆车并不是在场人的道德义务，而正是来自人们内心深藏的不忍之心和同情共感。

"现代经济学之父"亚当·斯密的两部著作《国富论》和《道德情操论》分别论述了人的两面性：一方面，人更关心自己，自爱自利；另一方面，人也有一种同情别人，从而对自己的行为进行反省和自我节制的能力。这种同情和自我节制是通过设身处地、与自己心灵中的"一个理想的旁观者"发生共鸣实现的，这种同情是一种人与人之间的全面的同情和共鸣，如共同感受悲哀、忧伤、失望等。亚当·斯密认为："同情就是当我们看到或逼真地想象到他人的不幸遭遇时所产生的感情，即便是最大的恶棍，极其严重地违犯社会法律的人，也不会全然丧失同情心。"❶

从整个人类历史来说，虽然不乏以各种虚假的"理由""原则""主义"扼制，甚至消灭不忍之心的企图，但这些企图最终都归于失败。面对痛苦的患者，在作出知情同意判断的时候，这种情感的逻辑胜过一切理性的推演、动人的蛊惑、巧妙的欺瞒和疯狂的激情。不忍之心面对的痛苦越是巨大，就越能在自身中激发出巨大的力量。不忍之心作为人类最原始和最纯正的一种道德感情，具有使人们履行最起码和最基本的道德义务，使社会不致长久堕入野蛮的巨大作用。因此，规范和义务并不是道德的全部，道德并不仅仅是规范的普遍履行。我们还需要人与人之间的一种深厚情感，如果没有这种情感的润泽，甚至规范的道德之花也会枯萎。对他人、同类的不忍之心和对生命、自然的关切之情，是道德的不竭源泉。

❶　何怀宏. 伦理学是什么［M］. 北京：北京大学出版社，2015：153.

第五章

中西方知情同意争论分析

源于西方社会文化背景下的自主原则在以儒家文化为传承的中国社会中遭遇了一定的伦理困境。中国传统文化强调家庭是社会的基本单元而不是个体自身。在医疗实践过程中，体现的是家庭替代个人决定的家庭自主模式❶。《中华人民共和国执业医师法》第 26 条规定：医师应当如实向患者或者其家属介绍病情，但应注意避免对患者产生不利后果。根据该条法律，中国医生可以告诉患者病情，也有不告诉患者患一些绝症的信息的权利，或者说是可以根据具体情况具体分析。对于中国的这种现象，目前有两种看法：①这是医生家长主义的延续，医生没有尊重患者的自主性；②这符合中国传统文化和具体实践，可以接受。第一种看法认同西方知情同意原则的普适性；第二种看法认为中国传统的考虑患者最佳利益的模式是合理的。这成为道德普适主义与道德相对主义争论的焦点，中西方不同的自主模式引发了中西生命伦理学领域的激烈争论。

第一节　中西方知情同意各自的立足点

西方的个人自主理论糅合了效用论和权利论等思想，包含了西方社会的自主、自由、民主等不同理念。在强调权利的西方社会中，人被看作是理想的原

---

❶ 范瑞平.当代儒家生命伦理学［M］.北京：北京大学出版社，2011：59.

子式的个体，强调个人应当遵循自己的想法，在完全不受他人操纵的情况下决定自己的事情，所以效用论、义务论、权利论等成了知情同意理论的主要来源。

中国在知情同意研究方面呈现出不同的流派，有学者继续沿用西方的自由主义价值理念（如个人自由、平等、人权、民主）进行知情同意的研究，但是这并不能代表我国生命伦理学的特点，强调家庭和社群的中国生命伦理学理论探讨既不是基于效用论，也不是基于义务论，而体现的是一种德行伦理的内涵。它蕴含了中国传统文化中的核心因素：仁、义、礼、智、信。在强调情感和社群的中国"熟人"社会中，人都是在家庭中成长的，无论是患者还是身体健康的正常人，都应该被看作是其家庭中的一员，家庭有其本身的社会性和本体的实在性。

一、西方知情同意的立足点

随着西方循证医学的不断发展，其相关的医学伦理实践，如以患者为主体的知情同意思想也在不断发展。我们可以从两个不同的层面来了解知情同意的含义：一是一个人要做的不只是对一个方案表示同意或服从，而是必须通过知情的、自愿的同意行为来授权某事；二是知情同意应该按照有关制度来执行，即医生必须在进行诊断、治疗或研究之前获得患者或研究参与者有效的同意❶。也就是说，当（也许仅当）一个人拥有行动自由、获得充分告知的信息、理解所告知的信息、自愿行动、同意医疗干预的行为能力时，这个人就可作出关于这个医疗干预的知情同意。我们可以把西方的这种知情同意简单理解为，自主的行为不应当受他人的控制❷。自主的这种内涵在医疗实践中不但突出了患者个体在医患关系中的主体性地位，维护了患者在医疗实践过程中的各种权利，而且这种自主性原则给予患者自我决定的优先性，这种优先性对于反对传统的医生家长主义、防止医学人体试验等可能带来的伤害的确有其伦理的价值。

---

❶ 汤姆·比彻姆，詹姆士·邱卓思．生命医学伦理原则［M］．李伦，译．5版．北京：北京大学出版社，2014：92.

❷ BEAUCHAMP T L，CHILDRESS J F. Principles of biomedical ethics［M］. New York：Oxford University Press，2013：126.

二、中国知情同意的立足点

西方伦理学家认同的普适性原则、规则和权利，没有被东方伦理学家普遍接受。有中国学者认为，这种完全依赖个人自主的模式并不匹配中国医学实践中对患者适当保密的原则，其主要原因是中国社会拥有中华文化背景下的自主性原则。

长期受儒家文化影响的中国社会，家庭被认为是个人的代表和延伸，家庭中的个人的事情就是全家的事情。当一个人生病了，他就是整个家庭的患者，患者的最佳利益就是当前整个家庭的最佳利益❶。在中国的这种语境下，个人自主的知情同意已经转化为家庭主义模式的知情同意，或者可以理解为个人自主转向道德自主❷。道德自主的主要内容是❸：①家庭拥有最终决定的权利；②中国社会拥有客观善的观念，好的决定可以满足家庭的需要；③家庭"和谐"是中国传统社会最核心的价值观。这种具有深厚文化烙印的家庭自主模式与西方个人自主性模式大相径庭。中国学者范瑞平基于这种文化特征，提出了儒家生命伦理学的重构理论，并归纳了具有儒家特色的生命伦理四原则：仁爱原则、公义原则、诚信原则、和谐原则❹，与西方生命伦理学四原则相对应。

中国当代社会的家庭自主模式遭到很多西方学者的质疑。西方学者认为❺，个体知情同意显示了自主模式，每一个人都有权对自己的身体和其他方面作出决定。作为决策者，个人是可以与家庭和文化群体分开的。而家庭自主将限制个人自由，侵犯患者自主权利，个人甚至可能是被迫同意。家庭自主并没有把人作为真正的目的，也许家庭形式的共同决策在医学中是一个有价值的模式，但是，它不是知情同意本身，也不能取代知情同意。中国学者却认为❻：西方这种自主性

---

❶ 陈化，任俊华. 生命伦理原则主义的中国式困境、成因及出路 [J]. 长安大学学报，2014 (12)：16.

❷ 陈化，李红文. 论知情同意的家庭主义模式 [J]. 道德与文明，2013 (5)：105.

❸ 范瑞平. 当代儒家生命伦理学 [M]. 北京：北京大学出版社，2011：118.

❹ 范瑞平. 当代儒家生命伦理学 [M]. 北京：北京大学出版社，2011：233.

❺ VEATCH R. Which grounds for overriding autonomy are legitimate? [J]. Hastings Center Report，1996，26 (6)：42.

❻ FAN R P. Self-determination vs. family-determination: two incommensurable principles of autonomy [J]. Bioethics，1997，11 (3)：315-319.

仅仅是一种主观善的概念，一个人的临床决策满足当前的利益不是最重要的，更重要的是维护一个人客观的长远利益，而家庭自主体现的是一种客观善，在一些重大疾病上，如癌症、老年痴呆疾病等，医生和家庭应该向患者隐瞒诊断结果。因为我们必须要考虑心理因素对患者的可能影响，这样更有利于患者自身，行善才是医学的本质和医学存在的根本目的。从我国的传统道德来看，一个人必须把家庭看作是一个不同于社会其他部分的自主体，家庭本来就是一个整体，所以并没有侵犯患者的自主权，也没有违背自主的内涵。家庭自主只是自主的一种变形模式，它和知情同意具有融贯性。自我决定还是家庭决定，只是两种不同形式的自主模式。

第二节　原则教条主义——中西方知情同意冲突的根源

中西方关于知情同意的争论引起了很多生命伦理学家的关注。主要原因有：一是无法找到解决双方争执的方案。如果道德判断的标准是普适性的，那么就不存在特殊语境下的知情同意模式。二是这种争执不是双方不能相互理解造成的，而是争执领域的理论缺陷造成的[1]。如果现有的生命伦理学研究方法更容易导致我们对不同观念和文化的误解。那么，我们可能要反思现有的生命伦理学的研究方法存在的不足和问题。

原则主义是生命伦理学研究的一个重要方法，是以两个或更多个没有固定等级排序的原则作为基本框架的伦理分析进路。它是生命伦理学诸多分析进路（如美德伦理、关怀伦理、社群主义等）中最具影响力的一种。它强调对原则的绝对遵循。如果我们把"不能说谎"作为一条普适性的道德原则，那么当一个有家暴倾向的丈夫在寻找我们正在庇护的妻子的时候，按照原则主义，我们不能撒谎。但是，面对人类事物的复杂性时，任何道德判断的作出都应该充分考虑不同的相关因素，如宗教、文化、习俗等。如果仅仅依靠几条原则就可以作出关乎个体生命的判断，那未免太过于简单、粗暴。原则主义者倾向道德实践去适应普适性的道德框架。在道德实践中，常常发现已有的道德原则和理论无法指导现有的道德

---

❶　MACKIE J L. Ethics: inventing right and wrong? [M]. London: Penguin Books, 1977: 15-49.

实践，道德实践提出的新问题呼唤伦理学家提出新的道德原则和理论（图 5-1）。

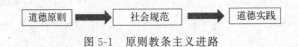

图 5-1 原则教条主义进路

中西方关于知情同意的冲突让我们开始思考是否存在普适性的道德，还是仅仅存在相对的带有各个地方文化特色的相对道德。在恩格尔哈特看来，不同文化对于道德的前提和规则有不同的认识，当我们在面对无法解决的道德多元化问题时，只能是道德异乡人，我们缺乏生命伦理学的全球视域❶。正如部分学者所认为的❷那样：生命伦理学是一个混沌的概念，导致了全球不同地方的生命伦理学相互不理解。还有学者提出了不同的观点，他们认为❸：尽管有些地区对道德文化帝国主义敏感，但仍然可以通过合理协商找到一种共同的语言进行对话，进而寻求共同的道德理论。以上两种观点可以归纳为两种元伦理学观点：道德相对主义和道德普遍主义。两种不同的道德理念都指向无限的真理，但它们的道德价值基础不尽相同。对于道德普遍主义来说，真正的道德主张是普适性的真理。如康德的义务论。如果撒谎是错误的，那么这个原则对任何人、任何社会都是适用的。对于道德相对主义来说，道德的特点就是道德的实践受文化、政治、经济、宗教等制约，只有相对的道德。所以，对中国社会来说，家庭自主模式不同于西方个人自主的地方在于，它是一种具有中国文化特色的尊重自主的形式，家庭成为了道德的完全实体。实际上，不管是东方的道德相对主义还是西方的道德普遍主义，在知情同意作为自主性原则方面，双方的共同之处就在于把尊重自主原则（个人自主和家庭自主）作为道德判断的唯一标准和绝对方法。

然而，当我们把原则奉为圭臬时，它会让所谓的正当性减少：①它仅仅关注的是道德原则的定义而不是事实的具体描述。②它需要以道德普遍主义或道德相对主义来解释选定的原则。如果仅仅遵循原则，那么我们就要分别解释原则的内容和辩护使用的原则在具体文化环境下是如何应用的。对部分中国学者来说，相关的原则是家庭自主，即家庭主义，家庭主义把个人或家庭的最佳利

❶ ENGELHARDT H T. Global bioethics [M]. MA：M&M Scrivener Press, 2006：17.

❷ HOLM S, WILLIAMS J B. Global bioethics—myth or reality? [J]. BMC Medical Ethics, 2006, 7 (1)：10.

❸ SAKAMOTO H. Towards a new "global bioethics" [J]. Bioethics, 2004, 13 (4)：191-197.

益作为道德判断的标准，它在某种程度上依赖的道德理论就是效用论。对于西方学者来说，相关的原则就是个人自主，即个人知情及自我决定，这是绝对命令，事情的结果并不在其考虑的范围之内。很显然，它所依赖的道德理论基础就是义务论和权利论。事实上，不管是作为一元论的效用论还是义务论，我们的道德直觉告诉我们，二者在面对复杂的道德实践时，都有一定的局限性，当道德事件超越其各自的阈值时，两种理论都无法解释。例如，对个人自主模式来说，如果我们面对一个心理脆弱的癌症患者时，告知其得癌症的事实后，他可能会受到很大的惊吓。那么，我们显然不应该选择遵循尊重自主的原则，因为道德直觉告诉我们这是不对的。对家庭主义模式来说，在面对一个豁达、乐观、有信仰的人时，死亡对他来说只是一种心灵的解脱。如果医生未经患者允许，而是先将事实告知其家人，这显然是违背了义务论。因为道德直觉告诉我们具有自由意志的个体的自主性不能被忽视。同时，在个别家庭并没有考虑患者最佳利益的情况下，还一味地追求家庭的自主也是不对的。对于遵守诚信原则的人来说，当他面对一个愤怒的要报复别人而寻找凶器的人，是否还能够如实地告诉他凶器所放的地方？在面对复杂的实际情况时，知情同意实践当中的一些实际问题并没有得到解决，中西双方都仅仅囿于原则之中，而没有考虑现实的因素，中西双方都困在普遍主义和相对主义的矛盾中，陷入了原则主义当中，却没有人怀疑生命伦理学是否需要原则。原则主义作为生命伦理学中建立的伦理判断方法是中西方知情同意冲突的潜在原因。

第三篇

解决方案篇

第六章

知情同意的理论解决方法

不论是效用论还是义务论，当代生命伦理学要求我们尊重自主，给予患者充分自决的权利。这无疑是生命伦理学人性的彰显。但是，当我们把维护自主当成一条绝对命令时，那么自主可能会忽视社会生活中很多实际因素，如给紧张、无助的患者提供心理支持。任何道德规则，都应该以相应的人性作为基础。如果有些原则是大多数人做不到的，那就会变成虚伪的说教。事实上，自主性的提出只是基于权利的视角，而忽略了当下复杂的社会环境。道德生活应该涵盖情感、责任、人际关系等社会现实因素。那么，在尊重患者自主性的同时，在不否定知情同意的基础上，为了应对知情同意当前的实际困境，我们应该换种思维方式。那就是在不囿于原则的基础上，从道德特殊主义的视角，以负责任的方式实践知情同意。

第一节　道德特殊主义

在跨文化交流过程当中，尽管我们没有绝对可以共享的理论和原则，但是我们在交往的过程中并没有遇到障碍。我们可以理解别人的情绪，我们可以许诺，我们可以表达感恩，我们可以尊重别人的不同。如果对方认为我们的行为不当，违背了其价值观，这时候对方会说服我们遵守其道德规范❶。一般情况下，双方

---

❶ KUKLA R. Living with pirates：common morality and embodied practice [J]. Cambridge Quarterly of Healthcare Ethics，2014（23）：81.

能够协商出彼此都能接受的新的道德规范。因为共同的道德应该落地于共同的道德生活，而不仅仅是指共同的道德语言。这种共同的生活由若干元素组成：社会规范、应对技能、感知技能、礼仪等，而不是一些原则性的命令。我们能够在不同文化环境下进行对话，说明我们拥有追求美好生活的共同目标，我们并没有被文化所分割。就算是相同文化的人彼此也可能会不认同，不同文化之间也可以相互认同。这并不是说我们必须认同，对于不认同的方面我们可以进行对话。当对话失败后，我们还可以进行反思平衡。在道德原则论证的几种可能方式中，何怀宏教授指出了三种道德论证方式：诉诸理性、诉诸直觉经验、诉诸感情和经验性观察。三个方式之间相互渗透，尽管理性的能力是最基本的，但也不能排斥直觉、经验和感情。因此，为了建立一种合理、健全的社会伦理体系，我们需要综合以上三个方面并持续努力❶。那么面对中西之争最好的解决路径是，对一个道德事件的判断，应该根据时间、空间、宗教等因素作出，而不仅仅是根据一些原则而已。

由此我们必须探寻一种更加切实可行的生命伦理学研究方法。这种方法首先必须符合两个条件：一是道德判断必须源于具体实践的经验、动机、情感等。好的伦理判断依靠的是事实，仔细分析这些事实将会让跨文化的特殊事件得到理解❷。在实际情况下，有些因素我们没有考虑到，比如说，如何区分点头表示同意还是不同意；一个医生如何知道患者是否与家庭和谐，如果家庭内部不能达成一致意见怎么办？二是道德判断不能仅仅依靠抽象的原则。如果仅仅遵循原则，就算知道了这些具体实践的细节也可能不知道具体使用哪些原则，就像比彻姆所说，知情同意的实践不仅仅是靠自主原则来判断的。有时候，有利原则比自主原则更重要❸。因此，如果忽略事实将会导致道德决定的风险，仅仅关注与原则有关的一些因素只会让其他道德相关因素更加模糊❹。家庭主义模式在一定程度上能够让人信服的部分原因就是因为它意识到了患者临床实际情况和虚弱的身体状

❶ 何怀宏. 伦理学是什么 [M]. 北京：北京大学出版社，2015：113.

❷ JEREMY S, DANIEL S. Methods in medical ethics [M]. Washington D. C.：Georgetown University Press，2011：11.

❸ BEAUCHAMP T L, CHILDRESS J F. Principles of biomedical ethics [M]. New York：Oxford University Press，2013：126.

❹ CARL B. Medical practice and cultural myth [M]. New York：Oxford University Press，2014：752.

况，而不仅仅因为它也是一种自主模式或接近于知情同意的理念❶。一个伦理判断是正确的，肯定是因为它认真考虑了事实并进行了正确的道德评估。这些有价值的理念恰好是个人自主理论所遗漏的。

一、道德特殊主义的概念及内涵

在道德判断的过程中，有学者仅仅囿于各自的道德原则进行判断，而事实上像自主、有利等原则也仅仅只是众多道德判断中的部分工具。另外，他们还忽略了不同国家和地域间的法律、宗教信仰、公众文化素质等因素，这不仅会增加跨文化交流的误解，形成中西方文化的长期对峙，而且会造成中西方文化走向各自的极端，并且很容易形成文化本质主义，造成中西方文化对话的困难。乔纳森·丹西（Jonathan Dancy）意识到了道德事实的复杂性，并且认识到了道德原则的两个方面作用：决定性作用和促进性作用。如果道德原则是决定性的，那么"不能说谎"的原则就充分决定不应该说谎，这种原则可以完全决定某一类型的行动全部是对还是错。如果道德原则是促进性的，那么不能说谎只是道德判断中一个很重要的因素，这种原则没有绝对的约束力，它仅仅是促成一个道德行为产生的部分因素。原则促进性作用给了乔纳森·丹西很多的启发，他根据奎恩的整体主义构建出了理由整体主义，进而提出了道德特殊主义（particularist）概念。道德特殊主义是指一个行为的道德状态不仅仅是受原则的决定，还由特殊环境下各个相关因素决定❷。也就是说，当我们在理解道德原则的时候，不能仅仅囿于原则，而是依赖于一定的事件背景，因为道德思考是综合性的，所以不可能把它从语境中剥离出来并整理成一些简单的道德原则。一个好的道德理由在当下这个环境下是适用的，但是换个环境可能就不适用了。因为我们作出的道德判断还受其他因素的影响，原则只是我们人为抽象出来的一些法则，就像语言的语法一样，人类在劳动过程中创造了口语，为了把日常事实记录下来，进而产生了

---

❶ AKIRA AKABAYASHI. The future of bioethics [M]. New York：Oxford University Press，2014：757-761.

❷ Tsu P. S. Can the Canberrans' supervenience argument refute shapeless moral particularism? [J]. Erkenntnis，2016，81（3）：545.

文字，为了方便后来的人学习语言，人类再从复杂的语言当中抽象出相关的语言表达规则，从而形成语法，但是语法并不能解释所有的语言现象，我们要学好语言，并不能仅仅依靠语法，还要回到语言本身中去。那么，道德知识的获取同样依赖于其道德判断主体，道德知识在实践中的应用更是无法脱离主体的实践智慧，道德主体应该针对当下错综复杂的情境做出综合的判断和具体的分析，最终给出合理的决定。基于这样的理由，任何一条道德原则不能解释当下复杂的伦理情境，道德规则应该回归生活。在道德实践中形成道德判断的关键是道德主体结合自身的道德知识，依据当时的情境给出道德判断，最终采取有道德的行动，而并不是仅仅依靠道德原则生活（图 6-1）。

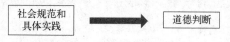

图 6-1　道德特殊主义

乔纳森·丹西提出的道德特殊主义有其特有的理论基础，它结合了罗斯的道德义务理论和奎因的整体主义理论。

一是在罗斯看来，义务有初始义务和实际义务，当道德只受初始义务这一个因素决定时，那么这个初始义务就是你应该做的事情，当道德受多个初始义务影响时，综合考虑所有义务之后形成的义务就是你的实际义务。丹西就是站在罗斯的这个理论基础之上，提出了道德特殊主义。但是，丹西并不完全赞同罗斯的观点，反而批评了罗斯的义务论。丹西认为义务和最后作出决定没有必然关系，理论理性和实践理性不具有对等性，就是这种关系的不对等性决定了道德的特殊性。道德特殊主义的思路是这样的：丹西把道德的促成因素分为赞成者（favor）与促成者（enabler）。赞成者是道德判断成立的主要原因，但是促成者往往会对赞成者产生不同的影响。比如说，杀人是不对的，这条原则是赞成者，但是如果出于自卫而杀人，这似乎又否定了之前的道德原则，那么自卫作为促成者将会改变赞成者的道德判断。在道德判断的实际情况中，将会出现不同的促成者并改变赞成者的道德属性❶。

二是丹西的这种道德特殊主义理论基础是理由整体主义。根据理由整体主

❶　DANCY J. Ethics without principles [M]. Oxford：Clarendon，2004：203-250.

义，一个行为特征的价值究竟是正面、负面抑或中性的，由与它共同出现的其他情境所决定。理由本身不具有特定的价值。举例来说，在我们日常看来，"撒谎"是具有负面价值的，是不道德的。但是在丹西看来，撒谎这个行为本身没有价值。它的价值取决于与它共同出现的其他情境因素。当玩吹牛游戏这个情境特征出现时，它就不具有负面价值。它的价值会是中性的，甚至是正面的。因为撒谎会为吹牛游戏增添许多乐趣。撒谎本身似乎没有预设的价值，其价值完全是由情境所决定的，这就造成了所谓的道德情境扁平化的问题，也就是所有的道德因子最开始的道德价值都是一样的❶。

丹西在《没有原则的伦理学》一书中提到，伦理学当中并不存在最优的原则，卡里特也怀疑过道德原则的必要性，萨特也认为每一个决定都是新的，约翰·麦克道威尔不相信道德原则，在维特根斯坦的哲学里也可以看到一点道德特殊主义的影子❷。总之，在丹西看来，道德特殊主义有它的历史传统，但是没有统一的名称，因此，道德特殊主义长期以来被忽略了。但是不是说我们不需要原则，而是在面对复杂的道德情境时，我们很难找到一条通用的普适性的原则，我们应该把道德原则作为我们的意外新发现，而不能当成解决道德问题的唯一手段。道德特殊主义的出场更符合我们的道德直觉和道德发展的需要。

二、道德特殊主义的判断方式

道德特殊主义是道德发展的一个新路径，但是也有学者反对道德特殊主义，特别是原子主义理论，他们认为道德特征具有自身亘古不变的价值，这种价值不会因为情境的改变而改变；也有学者对丹西提出的理由整体主义与预设值理由的相容性提出不同的意见❸。但是，不管学者如何反对丹西的观点，都没有学者否定情景在道德判断中对主体可能会产生的影响。

根据道德特殊主义，一个知情同意的事实是否符合道德应考虑医疗规范、临床相关概念、家人和社会的期待、实证数据等方面。如果我们意识到不同的

---

❶ DANCY J. Ethics without principles [M]. Oxford：Clarendon，2004：203-250.

❷ DANCY J. Ethics without principles [M]. Oxford：Clarendon，2004：203-250.

❸ SCHNEEWIND J B. Essays on the history of moral philosophy [M]. New York：Oxford University Press，2010：57.

问题有不同的解决方法，我们不能因为每个人都做了这件事，或者是每个属于同种文化的人都做了这件事，就认为这件事是对的，而是我们要反思为什么这件事是好的？家庭应该被重视或个人自主应该被尊重将不再是道德判断的标准，因为没有涉及具体的实际情况，医生应该主动去了解患者，了解患者是否希望家庭做主，了解患者是否会因告知其重病的消息而有不良心理反应。如果知情同意的实践与上述行为要达到的目的不符，那么我们就要重新审视这个知情同意。

明晰什么在道德判断中起重要作用，将有助于避免冲突，我们建议用两种方式来改善生命伦理学的判断：一是描述每个事件特殊的实际因素，包括相关人的态度、观点等；二是考虑这些实际因素是如何与道德相关的。只有明晰而不是克服跨文化中的道德冲突，我们才能进行跨文化的道德判断。在跨文化生命伦理学的讨论中，我们关注的并不是一套道德的原则或语言，而是道德生活中的生命伦理问题。

道德特殊主义不是去反对原则，而是通过特殊目的、意义和期待去作出道德的判断。这样才能够避免原则主义带来的狭隘性，毕竟原则也是从人类共同的道德信仰中衍生出来的，原则只是作为一种纲领、价值导向，而不是一个必须遵守的命令❶。原则主义只是道德发展的一个阶段，我们最终是要跨越那个阶段的。道德判断不能仅仅依靠原则，任何原则规范和准则都不会自动解决问题，对行为的道德选择最终还是需要依赖于当事人对具体情况的具体分析，依赖其理性、明辨、智慧和良知❷。如果坚持以前的观点，仅仅依靠一种自上而下的方法，判断仅仅发生在分析的抽象层次上，那么只会在跨文化环境下增加那些对原则不怎么敏感的人的误解。当然，我们并不是说道德原则不重要，而是不能仅仅依赖原则，道德特殊主义在一些特殊的情况下是可以弥补原则所带来的不足的。正如安德里亚·霍切德所说："即使道德原则在我们的道德上起了一个重要作用，道德特殊主义也能够帮助我们理解为什么我们的道德直觉有的时候会和原则发生冲突，道德特殊主义更关注这些例外情况。"

❶ BEAUCHAMP T L, CHILDRESS J F. Principles of biomedical ethics [M]. New York：Oxford University Press, 2013：126.

❷ 何怀宏. 伦理学是什么 [M]. 北京：北京大学出版社, 2015：119.

第二节　责任伦理

知情同意除了在临床决策中遇到相关挑战外，在公共卫生研究中也存在挑战。比如公共卫生项目（食物安全标准、空气质量研究），它的目的是提供公共善，必须一视同仁，这些研究不受个体的知情同意影响。个体自主并不是生命伦理的唯一选择，保护个体自主同意并不能够成为伦理可接受行为的唯一标准。

责任伦理的提出将彻底打破这样一种传统伦理视角。责任伦理既不是效用论强调结果，也不是义务论强调动机，它是解决当代众多伦理困境和矛盾冲突的重要方法，它涵盖了效用论和义务论，它为缓解当前紧张的医患关系、处理错综复杂的伦理矛盾提供了一个全新的概念。

一、责任伦理的概念及内涵

在传统的美德伦理学中，中西方很少有"责任"这一概念。在近代，霍布斯等强调了人的权利和自由，边沁和密尔论述了效用主义，康德提出了以动机为道德判断的义务论，尽管这些理论中都蕴含了责任的意思，但是"责任"并未获得哲学家们的关注❶。到 18 世纪，责任也还仅仅停留在法律和宗教层面的理解上。20 世纪初，马克斯·韦伯在"以政治为业"的演讲中首次使用了"责任伦理"这个概念，其中阐述了"信念伦理"和"责任伦理"两个概念的区别。在他看来❷，行动领域的责任伦理是优先于信念伦理的，政治家不仅应该心存善念，应该积极主动了解真实情况，而且应该为一切行动的后果担负起责任，不应该以任何借口逃避责任。他的这种伦理被称为政治上的责任伦理。1979 年，汉斯·约纳斯在《责任原理》一书中，正式提出了责任伦理理论。该理论强调连续性和整体性的责任伦理概念，这极大地改变了伦理学研究的方法和思路。责任伦理成为

---

❶ 毛羽. 凸显"责任"的西方应用伦理学——西方责任伦理述评 [J]. 哲学动态，2003 (9)：20-24.
❷ 马克斯·韦伯. 学术与政治 [M]. 钱永祥，译. 北京：三联书店，2005：116.

当时最热门的研究领域之一❶。"如果说现代社会是建立在个人权利至上的基础上，那么也可以说现代社会应该无条件地服从于责任。它倡导品行端正，并要求我们超越个人利益行事。"❷ 在社会转型、道德滑坡的当代社会，倡导"无条件地服从于责任"倒不失为一副济世利民的良药，所以约纳斯断言，当代伦理学的核心问题就是责任问题❸。

著名的法国哲学家列维纳斯（Emmanuel Levinas）也对责任伦理进行了相关的阐述。他认为❹：当一种哲学过于强调自我时，容易滑向对他人的忽视、无视，甚至奴役等。因此，他融合了当时的现象学，提出了一种以"他者"为中心的伦理学。作为存在者的人应该要走出自己，面向他者，承担起为"他者"服务的伦理责任。他大力提倡为"他者"承担伦理责任，甚至认为为"他者"承担伦理责任，不是因为人的主观性，而是由于看见"他者"的脸，"他者"的脸仿佛召唤我们要承担责任。在这个意义下，人是全然被动的，是被"他者"的脸容卷入一种伦理承担当中。由此可见，他主张的是社会责任的为他性。他说："我负责，所以我存在。我是以负责任的生物存在于世的"❺。

综合以上多位学者对责任伦理的论述，我们可以把责任伦理理解为：责任伦理是人们履行责任时所必须遵循的伦理规范和价值要求。其中责任是前提，责任心是动机，行为是手段，后果是标准，它强调了责任主体本身的自觉性和主动性，强调了对"他者"的义务性关怀。它不仅仅是对"他者"的快乐和幸福的考虑，而且是对"他者"的自主和自由的考量。责任伦理是一种境遇思维，把具体的道德情景作为道德推理的起点，从境遇出发解决人类生活面临的道德难题。这些特点使责任伦理突破了传统道德思维的局限，为解决当代人类社会所面临的道德难题提供了根本原则。❻

---

❶ 汉斯·约纳斯. 责任原理——技术文明时代的伦理学探索 [M]. 方秋明，译. 上海：世纪出版集团，2013：76.

❷ 吉尔·利波维茨基. 责任的落寞——新民主时期的无痛伦理观 [M]. 倪复生，方仁杰，译. 北京：中国人民大学出版社.2007：5.

❸ 甘绍平. 伦理智慧 [M]. 北京：中国发展出版社，2000：69.

❹ LEVINAS E. Difficult freedom：essays on Judaism [M]. Sean Hand，Trans. Baltimore：The Johns Hopkins University Press，1990：36-45.

❺ 甘绍平. 应用伦理学前沿问题研究 [M]. 南昌：江西人民出版社，2002：124.

❻ 曹刚. 责任伦理：一种新的道德思维 [J]. 中国人民大学学报，2013，27（2）：70-76.

二、责任伦理的特点

生命伦理学的发展既受到伦理学自身发展需要的内在逻辑的牵引，也是对社会不断发展的全新回应。当我们不断地遭遇新的伦理困境时，就需要一种全新的伦理思想来帮助我们解决问题。想想一个人，他知道在开车时不系安全带可能会出现的各种伤害类型和严重性，但是他还是坚持认为开车时解和系安全带的麻烦超过了他要承担的风险。我们可以认为：他在某一点上出现了衡量的盲点。因为他在不方便方面赋予了太高的消极价值。这是非常不理性的。他知道不系安全带风险是什么，但却没有充分意识到它们。面对此类情境，我们使用义务论、权利论等去充分尊重此人的自主或寻求知情同意，那显然是不合理的。这时候，国家、家庭可以对其不理性行为进行干预。因此，在面对脆弱的患者的时候，面对某些决定将导致无法逆转的事实的时候，我们不能仅仅依赖义务论、权利论、效果论等理论，而是应该追问社会、医生、家庭、患者各自的责任。这种新的知情同意模式为生命伦理学的发展提供了一条新的路径和方向。

在科技信息时代，人类的自由度在无限扩展，对于责任的重视是前所未有的。毫无疑问，我们已经进入了一个责任的时代❶。有责任感，具备认同责任、承担责任、实现责任和责任评价的能力，是人区别于其他动物的根本特征。人们的道德意识说到底就是责任意识，道德行为也就是责任行为，所以约纳斯说，人类是唯一能为其行为承担责任的生物。他能够承担责任，所以他就有责任。担负责任之能力便意味着要去服从责任的命令：能力本身包含应当但不等于应当❷。在当前医患关系紧张的事实前面，如果医生给患者一个例行公事式的风险和利益清单，然后提出问题："你有什么问题吗？"那么，患者的回应很可能是应付式的和无意识的。如果能够精确地给出治疗的理由，然后再问个性化的问题，那么患者的回应将会更有意义。因此，以责任为基础的知情同意并不是依据固定的原则，而是当事人依据当下复杂的道德场景而审时度势作出合理的伦理判断的一种方式。这种模式具有前瞻性、单向度性、过程性、情感性、人格性等特点。

---

❶ 郭金鸿. 道德责任论 [M]. 北京：人民出版社，2008：12.
❷ 甘绍平. 应用伦理学前沿问题研究 [M]. 南昌：江西人民出版社，2002：119-120.

（一）前瞻性

根据传统的知情同意模式，医生要预先评估一个人的决定能力，提供相关治疗的信息，并且保证相关信息能够传递到个体，引导其作出相关选择。这个模式中存在着一系列的假设，它假设了医生和研究者将不会故意去伤害患者，并且他们将不会采用那些无用的、有风险的方式，而是采用合理的、对患者有益的手段，依靠这些假设保证了尊重个体的自主。然而，这种模式并没有把患者作为人本身，而仅仅是一项需要完成的工作。相反，责任伦理的重要特点就是：它强调了行为的前瞻性，在帮助患者作出相关选择之前，应该先了解患者的需求、价值观、计划。另外，传统法律责任中的责任概念是将法律责任和义务联结在一起，而且是已发生行动事后的追究，而并不是行动之前对行动动机的事先决定，然而，在责任伦理中，应该如何行善才是道德的核心问题。因此，它不仅仅是对行动结果的考虑，也是对行动的动机进行考量。

（二）单向度性

作为对责任的论证，尤纳斯（Jones W. B.）区分了它与传统伦理学的异同。传统伦理学研究方法是纵向的、忽略当下的，目标是实现终极的、最高的善，它涵盖一种形式上的责任，而责任伦理研究方法是横向的，关注于每一个现在的具体情况，并不断灵活调整以适应变化的情况。它涵盖一种实质责任，并且具有单向度和不可逆等特点❶。其中涉及的单向度特点需要进一步阐明的是：伦理责任与法律规定的责任不同，法律强调权利和义务的对等性，而责任伦理强调的责任可以没有权利的对等性。在这种模式中，决定医患关系的已不是患者的自主，而是医生对患者决定的责任性。医生拥有专业知识和能力，患者存在健康需要。对医生来说，他们应该拥有更多的责任，因为医生掌握了有关疾病的知识和主动权，他们必须无条件地对患者负责，医生不能够仅仅告知患者相关的信息就可以免除相关的对患者的责任，医生必须对患者绝对负责，就像父母对孩子一样，医生要充分站在患者利益考虑，从接待患者的那一刻开

❶　JONAS W B. Evidence, ethics, and the evaluation of global medicine［M］. Washington, D. C. : Georgetown University Press, 2002: 122-147.

始就要一直持续不断地为患者的当下和未来考虑。列维纳斯说：责任就在于关心"他者"，当他人注视我们的时候，我们就应该为"他者"负责，对"他者"的责任高于自己的利益❶。责任伦理的这种单向度特点也可以在儒家思想中发现，如臣、子、妇向君、父、夫尽单向的绝对义务。《大学》也详尽论述了儒家单向度的具体之道，即由近到远，由内及外，分别对个人负责，对家庭负责，对国家负责。单向度特点倡导的是一种非强迫性责任、自觉、对自身责任的积极承担，个体自我修养的自律意识，敢于担当的情怀，不是仅仅在于思辨，而是强调知行合一。当中国医生忙于接诊时，医生往往很难在较短的时间内给患者解释清楚所有知情同意事项，最好的方式是践行医生对患者的责任。

（三）过程性

知情同意是一个过程，而不只是一瞬间的买卖。患者的需求都是很复杂的，而并不是告知而已。责任伦理进一步明确了医生对患者的责任，那就是知情同意是一个动态的过程，不是一个简单的环节和仅仅追求一个结果，而是应该去平衡医生的责任和患者自决的过程。这个过程有两层意思：一是动态交互的过程。知情同意应该含有两个步骤：首先患者与医生进行交流，获得相关信息并作出决定。患者在这个阶段获得所有信息，包括好的与不好的信息。其次，在做完选择后，患者与医生持续不断地进行沟通，在此过程中，患者能够不断地得到医生的鼓励和情感上的支持。有效的知情同意的过程其实涵盖了四个主要因素：信息的价值、授权给医生、建立医患之间的信任、知情同意的不断持续。因此知情同意不能够只是告知、理解、决定的过程。知情同意成功与否仅仅取决于患者在作出决定时的理解程度，这是不够的，事实上，患者的理解和感受在决定之前、治疗期间、治疗之后都有可能发生改变，这些改变是知情同意不可忽视的一部分。二是包含理性和情感的过程。医生应该满足患者复杂的要求，所以这不仅仅是一个理性的过程，其中还含有医生的同情和共感等情感因素。这种知情同意完全不同于西方自主的理论，它不仅仅是患者自主，而是取决于医生和患者之间的互动。这个过程包含了传统个人自主模式和责任模式，这种理论不但没有抛弃之前对知情同意的理解，而且对过去理论进行了有效的补充。因为意识到知情同意是一个

❶ LEVINAS E. Ethics and infinity [M]. Michigan：Duquesne University Press，1985：96.

复杂的过程，将更好地把知情同意中患者的情感因素考虑进去。这种决定方式能够更好地帮助患者面对诊治过程、忍受痛苦、维护自身价值。

（四）情感性

根据列维纳斯的观点，对另外一个人负责就是向另一个复杂的人打开自己的心门，并且通过持续表达、移情的过程和那个复杂的个体进行交流。真正的医生应该是当一个患者需要帮助的时候，一种同情心和责任感油然而生，把别人的痛苦当作自己的痛苦，一直守候在他人的旁边，在责任之后才会去考虑医疗伦理规范等。换句话说，一个人对另外一个人的责任就是感同身受，医疗情境下感受痛苦与日常生活完全不一样，它需要医生对这些同情有更深的理解。责任伦理强调医患双方互相理解。

责任伦理需要医生同情每个患者，而且同情也是一种可以分担他人感受的能力。移情仅仅需要患者的感受被理解，就像 Coulehan 等所说❶：在临床医学中，同情是一种能够理解患者情况、观点、感受的能力，并且医生还应把这种理解与患者进行交流。这样才是把个体当作是一个有思想、感觉和经验的个体。这种医患关系更有本体论的意义和价值。如果医生可以同情每一个患者，分担患者的忧愁、恐惧、焦虑等，医生可以很快感受到这种痛苦，责任伦理要求医生努力理解这种感受。正如休谟所指出的那样❷："情感激发我们，要求我们了解人，而人的理性指导我们选择行为的方向"。动物没有责任，所以动物没有伦常之乐、同情之心，动物界遵循的是血淋淋的弱肉强食的规则，因此，我们斥责一些没有善恶是非、违背人伦、不尽责任之人为畜生。正所谓，畜生者，动物也。所以，人一定要有同情心。

（五）人格性

人格可以通过两个方面来分析：一是如果个体被认为是原子式、独立的，那么自主就拥有道德的地位；二是如果个体被认为是与社会关系、个人义务相联系

---

❶ COULEHAN J, MARIAN R. The medical interview: mastering skills for clinical practice [M]. PA: Davis F. A. Company, 2005: 41.

❷ 大卫·休谟. 人性论 [M]. 关文运，译. 北京：商务印书馆，2013: 78.

的话，那么自主应该从属于其他道德原则。社群的道德原则决定个体是如何在社会环境中生存的。人的智慧和理性使得人类具有责任感，可以设想，缺乏责任担当的自由人格将会是一种怎样的人格？它很可能会演变成随心所欲式的自由人格，甚至演变成为所欲为式的自由人格。为所欲为的自由人格是丧失了责任伦理内涵的人格，实质上将导向不自由的人格处境。人格，是人品格次的标志；责任，是衡量人格高低的标尺。责任心强，我们称之为人格高尚；责任心弱，我们称之为人格低下。因此，真正的理想人格是内蕴责任伦理的自由人格。

三、责任伦理对于知情同意的价值

我们不能把知情同意仅仅归结为尊重自主性。如果一味地强调自主，就仅仅把知情同意作为了一种规范，而这样一种规范和制度是僵硬的、没有人情味的。因此，不仅仅强调过程，同时强调医生和研究者的责任，这样才能真正保护患者和研究参与者。

对于个人自主模式，知情同意是非常必要的，因为它是医生对患者自主性的尊重。同时，个人自主意味着患者对自身最终的医疗决定负有责任，但仅仅是患者的责任。

在信任模式中，医生通过扮演可信任的顾问来帮助患者在决定过程中进行理性的思考，主要承担手段决定的责任，而患者始终负有最终决定的责任。尽管这里强调了医生在帮助患者思考方面的支持角色，但是这种模式还是区分了医生作为顾问的责任和患者作为最终决定者的责任。

父权模式强调了医生对患者的责任，但是这种单方面的责任对医方的要求过高，这种过高的要求是不现实的。因为医生仅仅掌握医学相关的专业知识，而很可能不知道患者个人的价值偏好。因此，医生并不能够始终作出符合患者价值观的决定。内在价值的概念太模糊，不能作为实际行为的指导，而且，根本不清楚人们是否享有同样的价值理念，即使是，他们也不会同等程度上付诸实践，有人可能认为知识比健康更珍贵，而有人可能认为物质享受的快乐重于知识或健康。

家庭主义模式强调的是家庭对患者个体的责任，这种责任也是理想的模式，在帮助患者实现最佳利益的时候，有时候也会忽略患者的价值取向，造成的结果可能不是患者想要的。

在责任方面，这几种模式有两个共同的特征：一是责任主要针对最终的结果。如果仅仅是对决定的最终结果负责，那么决定过程中患者的恐惧只能由患者自己负责，医生没有理由去帮助患者克服这些恐惧，因为这样很可能侵犯了患者的自主和自由。二是责任在医患或家庭与个体之间出现了分离，也就是要么自我决定，要么他人决定。这就类似于德沃金所表述的❶，任何关于行为的概念都要有所区分：一是在对方同意的基础上，为对方作出好的行为；二是违背他人意愿而作出为他人好的行为。然而，人际关系非常复杂，不单单是自我决定或者他人代为决定，也可能存在着二者之间的灰色地带。我们也不能够认为如果一个人正在影响另外一个人作决定，那么它就是父权主义。这种错误的两分法忽视了其实"他者"是可以帮助个体作出决定并且没有强加判断给对方和剥夺对方自由。

黑格尔说❷："义务，是一种用来对抗个人意志、反对利己主义欲望和随意趣味的必然性；意志，由于它在自己变动中可能与合乎真理的东西相分离。因此，要使它像注意到某种必然性那样注意到义务。"因此，个人在选择某种行为的时候，其实就选择了一种责任。像大多数人一样，医生希望看到好的结果，在患者情况糟糕时，也会感到失望。他们的声望和生计取决于有效的行医，而这些纯自私的原因将支配他们为患者尽全力。最重要的是，对那些将幸福交付给自己的人，好的医生有很强的责任感❸。所以，在社会发展日益复杂的今天，在面对患者的时候，我们应该追问医生的责任。这种责任的社会价值可以从以下几个方面进行阐述：

（一）责任可以解决传统知情同意遇到的难题

责任伦理强调的对话应该是真正的对话。所谓真正的对话就是："无论是开口说话还是沉默不语——在那里每一位参与者都真正心怀对方或他人的当下和特殊的存在，并带着在他自己与他们之间建立一种活生生的相互关系的动机而转向

❶ DWORKIN G. Paternalism [EB/OL]. (2014-06-20) [2024-02-23]. http://plato.stanford.edu/archives/sum2014/entries/paternalism/.
❷ 黑格尔. 逻辑学 [M]. 杨之一，译. 北京：商务印书馆，1996：199.
❸ 罗纳德·蒙森. 干预与反思：医学伦理学基本问题 [M]. 林侠，译. 北京：首都师范大学出版社，2010：665.

他们。"❶ 相关法律规定了医生有责任和义务告诉患者或其家属相关信息并且尊重他们的意见。但是，仅仅履行这些义务存在现实和理论问题。在现实方面：一是医生过于专业的解释往往让患者难以理解，多数患者只能被动地在知情同意书上签署同意；二是患者对医生的过度期待通常会影响自身的理性选择。医学科学并不是万能的，健康的敌人一直都在，医学在进步，但是疾病也在不断地以新形式出现，如果医生过分地夸大医生的无所不能，那么，患者将对医生产生不切实际的过度期待。在理论方面：当面对一些可怕的疾病时，完全自主的理论并不能够帮助患者进行选择。有研究表明：非常坚强的癌症患者在面对疾病时，也会变得异常脆弱，有时也无从选择。事实上，在面对疾病时，没有任何的治疗手段能100%保证成功，就算高成功率也不能保证每一个病例都能够成功治疗，唯一能够超越治疗成功率的就是医生的共情和同感。所以，医疗系统不能仅仅依靠技术的成功率，还应该依靠医生对患者发自内心的责任。

（二）责任将加强医患之间的信任及合作

信任作为公共善，是不能缺失的伦理维度。医生是作为一个责任者来建议和帮助患者按其自身价值观生活的，而不应该只是一个旁观者。信任并不是医疗系统中固有的善，但是对医疗系统的稳定性非常重要。医疗体系就是在这种医患之间彼此信任的前提下保持稳定并且不断完善的。因为只有医生和患者之间不断构建信任感，患者才愿意去医院就诊并且自愿参加医疗研究。所以，在当代医患信任缺失的情况下，如果能够增强医生的责任意识，加强医生的责任教育，使得医生能够承担起责任并可靠地履行其职责，促使他们的行为符合或超过患者的预期，从而可以很好地为医患信任的建立提供基础，患者对医疗服务的信任度就会随之增强，而不仅仅是依靠冷冰冰的法律来维护医患之间的服务关系，那么医患之间的关系也将大大增强。同时，人的自主并不是指仅仅依靠个人自身。人不可能离开社会，不可能与社会分割。当每个人都成为原子式独立的道德个体时，他就有可能做出违背其所生存社会的规范要求的行为。人是社会动物，就如马克思所说，人是一切社会关系的总和。个人不可能完全自

---

❶　马丁·布伯. 人与人［M］. 北京：作家出版社.1992：30.

主、独立，我们需要合作和支持。在面对"他者"异同的时候，我们要考虑对
"他者"的责任，即医生对患者的责任。

（三）责任伦理可以更好地满足患者的心理需要

意识到知情同意是一个复杂的过程，因此需要更多地把心理因素考虑进
来。医生不仅有能力回应患者的心理需要，而且这是他们必须要做的。因为这
是基本的伦理责任。在这种情况下，医生不是仅仅告知患者相关的信息就可以
免除对患者的责任，而是在整个关系过程中，医生要持续关注患者的心理、情
感需要。这样不但能够帮助患者更好地作出有利于自身的决定，而且能够帮助
患者在诊疗的过程中舒缓情绪、维护个人价值和尊严。社会不应该过多强调自
主和以自我为中心，因为过多的自主可能会带来人际关系的疏远，而是要充分
认识到人的社会性。因为人是脆弱的，需要彼此之间的关爱。因此，我们应该
承认患者及其家属的脆弱性，而不仅仅是让他们自我决定。卡尔·施耐德
（Carl Schneider）认为❶：强调患者的心理需要是当代医学从消费者选择模式向
消费者福利模式转变的体现。美国安德森癌症中心研究表明❷：医患沟通过程
中的同情水平会影响诊断告知和决定的过程。我们越能够理解生命伦理学中人际
关系之间的情感因素，我们就越能够满足医生和患者各自的需要。有关知情同意
的一系列研究表明：在医疗实践过程中，给患者提供更多的信息并没有真正提高
知情同意的质量，人与人之间的情感才能真正促进决定的过程并且让个体和家人
更加满意❸。

而且，告诉患者"全部实情"通常在实践上是不可能实现的。另外，特定情
况的伦理原则及真正的道德责任可能要求不告诉患者所有的实情。当前社会上对
医疗系统存在的较多抱怨是医生太专断了，而这种抱怨可能会进一步误导患者，
从而使得一些患者坚持行使知情权，而他们的这种坚持最终可能会给自己带来一

❶　SHNEIDER C. The practice of autonomy: patients, doctors, and medical decisions ［M］. New York: Oxford University Press, 1998: 38-45.

❷　AMERICAN CANCER SOCIETY. Combined financial statements ［EB/OL］. （2014-12-31）［2024-01-14］. http: //www. cancer. org/aboutus/whoweare/financialinformation/combinefinanical statements/index.

❸　KUKLA R. Response to Strong and Beauchamp: at world's end ［J］. Cambridge Quarterly of Healthcare Ethics ［J］, 2014 （23）: 99-103.

些不必要的伤害。原因在于，医学判断有时是困难和不明确的。在当下情境之下，对告知实情的过分简单的主张可能对患者和医生都是无益的。因此，我们认为自主并不能完全成为知情同意的基础，因为自主理论也存在一些不足。当然，我们不能否认自主的价值，因为增强患者的自主和给予患者自决的权利对知情同意的发展的确产生了很大的影响，但是责任似乎才是知情同意理论中更加有力的伦理概念。责任的概念引入到知情同意理论当中将更能保护患者的利益。

四、中国知情同意的责任内涵

责任伦理概念首次由马克斯·韦伯提出，列维纳斯等思想家也对责任伦理有所阐述。责任伦理被引入中国学界之后，也引起了较为广泛的热议。其中一个问题是：中国思想中是否也有一套关于责任伦理的话语体系呢？对这个问题的探讨不仅有理论意义，而且有重大的现实价值。

事实上，对于这个问题，国内有部分学者已经给出了些许的回答。著名中国文化学者贺麟在探讨"三纲五常"时，指出中国儒家思想的一个特点——单方面义务。它是构成中国礼教和伦理的核心思想。在贺麟看来❶，儒家单方面义务主要有两个含义：一是指臣、子、妇向君、父、夫尽单向的绝对义务。这种社会角色的分类可以更好地维护社会秩序和保持社会稳定，防止臣弑杀君、妇不尽妇道、子不孝父等社会不道德现象。二是指对社会角色尽道德单向义务。臣忠于君是忠于其角色而不是忠于其人。另外，冯友兰在《新原人》中分析了儒家五种主要的社会关系。其中人伦关系中就涵盖了人伦责任，人伦责任也可以概述为一种职位责任❷。德国学者罗哲海（Heiner Roetz）在《轴心时期的儒家伦理》中提出❸：可以从复礼的角度诠释中国的责任伦理。"尽管儒家的某些倾向令人联想起所谓的心态伦理学，但实际上却是依循后习俗之责任伦理学运作的典型。如果我们把'礼'理解为社会之伦理生活，那么责任伦理学的要旨就是《论语·颜渊》中所提出的'复礼'。"在罗哲海看来，儒家的责任思想应该归入责任伦理的

❶ 贺麟．文化与人生［M］．北京：商务印书馆，1988：61.
❷ 冯友兰．三松堂全集：第4卷［M］．郑州：河南人民出版社，2001：508.
❸ 罗哲海．轴心时期的儒家伦理［M］．陈咏明，瞿德瑜，译．郑州：大象出版社，2009：240.

范畴。北京大学潘维教授认为[1]：责任本位强调个人处于特定角色时对其他人必须担负的责任。"三纲五常"表达了中国传统社会的责任本位，明确各自社会角色的责任。"为人民服务"则表达了中国现代社会的责任本位。

　　尽管责任伦理是西方的话语体系，但是中外学者在理论上已经挖掘出了中国责任伦理的精神财富。这为现代人提供了更加丰富的精神财富，滋养了我们的精神和伦理生活。本节将在中国责任伦理的视域下对知情同意模式进行具体的研究和分析。

（一）"家庭主义"是对"父权主义"的超越

　　什么行为属于父权？我们是否需要对自主和父权进行重新定义？患者不明确表达同意而由家庭代为同意是否等同父权主义？在回答以上问题之前，我们首先要澄清"关系"是如何影响我们为他人做决定的。

　　亚里士多德说：脱离社会的人不是神就是野兽。人是社群的动物，我们不能够忽视"社群"这个概念，尤其是在中国这个"熟人"社会，个人的决定总是或多或少地受到各种"关系"的影响。关系自主是指人不能脱离社会关系而独立存在。我们通常会忽视隐藏在自主性之中的社会关系的影响，比如家人、伴侣、朋友等。他们作为个体生活环境的一部分，在实际生活中影响个体自主。个体不可能做出绝对意义上的自主决定。换句话说，人际间的关系错综复杂，我们不能简单地分割个人决定和他人代为决定，有时个人决定包含了他人决定，他人决定也可能受个人影响，二者之间还存在着灰色地带[2]。

　　同时，关系自主表明：我们不要主观臆断（如老年痴呆患者）家属的代为决定没有充分考虑当事人自身的想法，尽管个体无法表达自身的决定（如老年痴呆患者）或没有明确表达自身意愿（如儿童），因为长期生活在一起的家属比任何人都了解患者本人。长期受儒家"仁""礼""孝"等美德伦理的影响，国人的表达非常"含蓄""委婉"，所以口头表达的语言有时并不能代表个体的真实想法。我们把这类表达称为隐含表达或不明显表达。但是，在医疗实践过程中，当反父

---

❶ 程东峰. 责任伦理导论［M］. 北京：人民出版社，2010：5.

❷ DONCHIN A. Autonomy, interdependence and assisted suicide：respecting boundaries/crossing lines［J］. Bioethics，2000，14（3）：187-204.

权主义者要求患者清晰明确表达时，患者缺乏明确表达而由其家属代为决定的行为并不一定是父权主义，因为家属代为决定考虑了患者真实想法和需求，这种代为决定的实质应该是超越了"父权"和"反父权"的。

（二）儒家中的责任伦理

儒家家庭主义不符合任何父权主义的标准和行为，它是符合患者的最佳利益和自身意愿的。儒家家庭主义的理论基础和实践理性都表明儒家家庭主义不是父权主义，而是超越父权主义。那么，我们把这种超越父权主义的儒家家庭主义称为"母性主义"。

1. 儒家家庭主义体现的是"母性"责任

母性主义并不是一种性别的概念，并不特指女性，因为男性和女性都可以是父权主义，男性和女性也都可以是母性主义。母性主义是指家属的行为不但符合家庭其他成员的个人最佳利益而且还符合其自身的意愿，即使个人没有明确的言语表达❶。据此定义，我们可以清晰地知道母性主义不是父权主义，该行为像父权行为而实质上不是父权行为。父权主义的原初概念可以理解为，父亲替孩子作出符合其最佳利益的决定。母性主义可以理解为，母亲在了解和掌握孩子偏好的基础之上为其作出符合其本意的决定。

母性不仅仅拥有生物学意义，而且还具有道德意义。那就是像母亲一样去行事，母性主义的合理性完全取决于家庭和患者的关系。当家庭成员无法确认某种行为是否符合患者愿望的时候，甚至患者先前已经作出了明确的决定，但是后来患者很可能不再坚持先前的决定，患者又无法表达的时候，此时母性主义应该发挥作用。例如，患者留下遗嘱希望医生能够竭尽全力去拯救他，但当个体真正体会到维持生命的呼吸机所带来的真正痛苦时，他很可能后悔自己最初的决定，并希望撤下呼吸机。这时很难确定该患者的决定能力，这会让其家人处于两难的境地。当无法确定什么决定才是患者真正的愿望的时候，母性主义对患者的了解比患者的事前预嘱更加重要。因为母性是依据可靠的直觉在行动，这种直觉就像儒家强调的"仁"。"仁"是儒家传统

---

❶　NODDINGS N. The maternal factor: two paths to morality [M]. California: University of California Press，2010：54.

的核心伦理价值，"爱"和"礼"是它的具体原则，"爱"和"礼"在家庭和母性之间形成了一种超然的链接。

（1）爱

爱是家庭伦理的核心，家庭成员之间的"爱"让家庭成为了关怀备至、通情达理、具有自我牺牲精神的共同体。它主要体现在以下两个方面：一是对患者的责任。母性的德行要求家庭成员承担起家庭的责任，照顾好家庭内每一个成员。因为家庭是最原始的整体，代表了人类存在的基本模式。一个家庭成员生病会牵挂整个家庭，患者需要特殊的照顾，家庭应该像母亲一样承担起照顾的责任。所以，在患者得重病时，儒家的"爱"要求医生与患者的家属探讨诊断、治疗、预后和所有与患者相关的问题，而不是和患者直接探讨，患者此时需要静养，不应该被打扰。当然，患者通常很愿意在他的医疗保健方面由家属代表，并且家属拥有最终的决定权去接受或者拒绝医生为患者开的药方，这种医疗决策的家庭主义模式并不被认为是对患者决策权的剥夺。家庭因减轻了患者的负担而受到赞赏，儒家认为家庭承担起这些负担是理所当然的。就如新加坡南洋理工大学李晨阳教授所言❶：从儒家来说，社会就是一个彼此互助的团体，而不是只顾私利的、以个人权利为借口，仅仅按照契约而组成的整体，每个人在社会上都有自己的责任和位置，这就是我们的做人之道。二是对患者的情感照顾。母性主义和父权主义一样都是为了个体的最佳利益，但在情感基础和角色定位上还是有本质的区别。父权主义是基于纯医学的判断，它认为个人是可以与家庭、文化群体分开的。它可能忽视了家庭成员之间的天然亲情关系。母性主义兼顾医学科学和情感判断，这种情感建立在家庭成员之间的长期信任和理解的关系之中，母性主义代为决策的先决条件是以亲情关系为基础的。因为母亲可以更好地理解家庭成员行为背后的真正想法。比如，当个体持续不断地询问治疗过程时，这并不是个体对这个治疗过程感兴趣，而仅仅是个体在准备接受治疗过程中形成的焦虑，个体有时并不希望作出选择，这时，家庭成员之间的爱的情感直觉是可以感知患者真实想法的。

（2）礼

礼的本质是尊重。在为别人作决定时，母性的责任在于当她与患者的意愿一

❶ 李晨阳. 道与西方的相遇［M］. 北京：中国人民大学出版社，2005：139-140.

致时，不仅考虑了患者的当前利益，而且还照顾了整个家庭的利益。家庭的利益实质就是患者的长远利益。礼可促进个人利益和家庭利益融合成一个有机体，具体体现为：一是礼增强了相互依赖性；人类生活是家庭本位的、关系式的，而非个人式的。"礼"要求家庭成员之间彼此尊重和信任。家庭成员间的利益和价值通过"礼"融为一体，家庭成员相互之间形成了较强的依赖性。这种依赖性就决定了生活在一起的家庭成员之间是可以感受到彼此的，包括彼此的兴趣、欲望和价值观等。因此，家庭成员可以负责任地行使母性行为。二是礼内聚了个人价值与家庭价值。人们追求的理想状态是家庭价值与个人价值的和谐统一———既满足个人利益又始终如一地实现家庭幸福。恰恰就是儒家的礼把整个家庭联系在一起，整个家庭成员一起享受幸福和承担痛苦。因此一个人生病，那不是一个人的事情，他是整个家庭的患者。当其他人生病了，自己也要反过来照顾他们。儒家道德让整个家庭成员之间存在更多的信任和相互理解，儒家的家庭礼仪指导着每一个家庭成员达成和谐一致的共识，大家就像一个整体一样，你中有我，我中有你，家庭是温暖的港湾，和谐幸福就是大家共同的终极目标。

2. 家庭是责任的共同体

在儒家看来，家庭是人类生存和繁衍的根本方式。它承载着特殊的道德价值。家庭的存在表现出一种形而上的、深刻的道德结构和意义，它是被"天"所设定的。我们不能够把家庭和个人进行人为的割裂。家庭凝聚着基本的人际关系，是个体正常生活不可缺少的，因此，我们也不能把个人决定和家庭决定进行彻底的分割。家庭承载着对人类生活而言根本的善，这些善不能被还原为个人利益。父母子女及其他亲属血缘关系是与生俱来的，无法由个人意志决定，一个人应当与这些亲人和睦相处、共同奋斗以获得美好生活。

我们善的行为是以情感、同情的能力、友谊感以及关心他人等为基础的。儒家家庭主义体现的是一种责任伦理，但责任不仅仅体现在家庭当中，作为受儒家文化影响几千年的中国社会，还有大量有责任的儒医。他们把医学当作仁术，把医学实践整合到修身、齐家、治国、平天下的理想之中，就像范仲淹所说："不为良相，即为良医。"儒家责任伦理还有更加广阔的内涵和价值，需要进一步研究和分析，希望生命伦理学界同仁进一步发掘。

第七章

知情同意的实践解决路径

巨大的个人、文化和社会差异将长期对医生、患者和家属之间有意义的对话构成挑战。对患者的关心、体贴和尊重是尊重他人的标志。● 责任伦理作为知情同意的内核，在指导和实践知情同意原则时可以更好地覆盖复杂的情境，最终实现患者和研究参与者的最佳福祉。无论道德特殊主义还是责任伦理，它们都是一种理论，我们还应该将其落实到操作层面。在现实中，我们有必要寻求履行医生或研究人员责任的模式。个人自主模式、信任模式、父权模式、家庭主义模式中或多或少都隐含了责任的概念，但是由于医患沟通（包括研究者与研究参与者沟通中）存在诸多信息盲区，要真正履行医患双方共同的责任，必须提高沟通质量。加强医患之间、研究者与研究参与者之间的信息交流，不但可以实现尊重患者或研究参与者的自主权利，而且还可以实现患者或研究参与者的最大福祉。

第一节　乔-哈里视窗理论在医疗信息沟通中的应用

医学不仅仅是职业，更是一门专业。职业是作为人们常规谋生手段的一项活动，而专业是一群对公众所期待的社会责任有公开承诺的执业团体的专有技能。

● GOSTIN L. Informed consent, cultural sensitivity, and respect for persons [J]. JAMA, 1995, 274 (10): 844-845.

执业者拥有专业技能知识，而这种专业技能知识是一般的普通大众不掌握的。因此，医护人员或研究人员与患者或研究参与者共享的信息是不对称的。医护人员掌握更多的是医疗技术上的专业知识，医护人员在某些事情上比患者知道得多，但在另一些事情上，医护人员可能一无所知。患者更明晰健康对自己的具体价值。大多数患者可能对医疗技术或手术的细节不感兴趣，但非常关注医疗效果和结果。

美国乔-哈里视窗理论可以帮我们更好地理解现实中医患对话的状况。美国两位心理学家乔瑟夫（Joseph）和哈里（Harry）在 20 世纪 50 年代提出了一种有关沟通技巧的理论。该理论认为，人与人之间的沟通信息可以分为四个区或四个象限。四个区为：公共区（双方都知道的信息）、盲区 1（只有己方知道的信息）、盲区 2（只有对方知道的信息）、未知区（双方都不知道的信息）（图 7-1）。四个象限为：第一个象限，我知道，你也知道的信息。这构成沟通中的公共区。如果我们在这个象限里展开交流，那就非常容易。第二个象限，我知道，但你不知道的信息。这就构成了你的盲区，也就是盲区 1。第三个象限，我不知道，但你知道的信息。这就构成了我的盲区，也就是盲区 2。第四个象限，你我双方都不知道的信息。这就构成了我们双方共同的盲区，称为未知区。那么，在生命伦理学范畴内，其中公共区指的是医患双方或研究者与研究参与者之间都理解和掌握的信息。盲区 1 指的是患者或研究参与者不知道，但医生或研究者知道的信息。盲区 2 指的是患者或者研究参与者知道，但医务人员或研究人员不掌握的信息。未知区指的是医患双方或研究人员与研究参与者双方都不知道的信息。当我们明白了这四个区后，就很容易理解为什么知情同意在执行过程中存在诸多困难，因为沟通过程中盲区太多。因此，为了进行有效沟通和合作，我们必须扩大公共区，同时缩小盲区。为了达到这一目的，我们可以采取两类行动：通过双向自我透露扩大公共区，通过双向反馈缩小盲区。一方面，医者要实事求是地向患者和家属告知医疗行为的具体细节和不确定性信息；反之，患者和家属也应主动将与自己病情有关的信息告知医生。另一方面，为了缩小盲区，医生或研究人员应该多询问患者或研究参与者，并尽可能多地获得患者或研究参与者的反馈；反之，患者和家属应多向医生和研究人员提出问题，寻求答案。这样，医患双方一起践行了分享决策模式。

	患者知道	患者未知
医生知道	公共区	盲区1
医生未知	盲区2	未知区

图 7-1　医患沟通的四个区或象限

第二节　分享决策模式

　　我们需要对不同情境下自身的行为进行道德考量。一般情况下，知情同意的实施似乎可以让我们在不同情境下的行为变得合理和正当。但是，在某些特殊情况下，即使获得知情同意，也是不合理甚至是违法的，如获得了对方的同意，我们就可以摘取对方的人体器官吗？我们就可以请求对方进行代孕吗？答案是否定的。因为这些行为不但践踏了人的尊严，而且还违反了我国的法律。可见，知情同意并不能代表一切，它不是万能的，它有着自身的局限性。

　　知情同意不是万能的，但没有知情同意又万万不能。根据西方的自主理论，如果没有获得患者的明确同意，医生不能展开治病救人的行为。从前面分析的美国发生的有关知情同意案例，我们可以知道，由于没有获得患者的知情同意，医生治病救人的行为被法院认定为错误。这很大程度上导致了患者的完全自主自决，医生被迫把所有的选择都抛向患者，从而尽量规避因为自己为患者选择而可能给自身带来的不利情况。但实际上，医生是可以帮助患者作出更好决定的。

　　当然，医生过度参与患者的医疗决策容易让医生的行为滑向父权，即由医生说了算，而不顾患者的个人价值考量。因此，我们应该采取一种折中的手段，在个人完全自决和医生父权之间寻找中间值，即分享决策模式。

　　分享决策模式是指医患双方共同参与到决策中来，最终商议出一个最有利于患者的医疗决定的模式。在这里，我们还应该思考一个问题，那就是医患双方在商议医疗决策时是否负有责任，还是医患双方只是形式上参与了医疗决策，而没有必要为医疗决策负责。因此，我们应该始终强调医患双方的责任，尤其是医生始终负有对患者的责任，因为医生是医学技术的掌握者和实施者，只有医生肩负起对患者的责任，医疗的最终结果才更有保障。另外，从医生的职业要求来说，医生职业的存在不是为了尊重患者的自主性，而是为了治病救人，实现患者的最大利益。有利原则应该成为知情同意的基础和目的，而不是尊重自主，我们不能仅仅为了尊重而去尊重。当然，在医患双方分享决策的过程中，如果医患双方最终的意见不一致时，还是应该以患者的决定为主。

　　分享决策是一个过程，不仅关注患者的自主，而且关注医患之间的沟通和信任；不仅关注理性，而且关注情感；不仅关注整个医疗过程，而且关注医疗结构；不仅患者承担责任，而且医生也共同承担责任（图 7-2）。

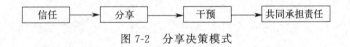

图 7-2　分享决策模式

一、分享决策模式的作用和特点

　　分享决策模式强调了医生的充分告知和患者的理解，它体现了两个明显的作用：一是医患交流可以充分保证患者对于即将开展行为的充分了解和掌握。我们应该对医生的告知提出较高的要求，那就是成功交流不仅仅是明确的告知，因为告知不一定导致理解，医生一定要通过医患之间的相互交流和互动来确保患者对相关内容的理解。二是医患交流实际上是一种信任关系的建立，它对于医疗服务的质量至关重要。医患之间的有效沟通不仅仅是信息的交换，更是对患者情感支持的一部分，有助于建立患者的信任感，提高治疗依从性，并最终改善患者的健康结局。

　　分享决策模式是对个人自主模式的一种超越，医生和患者交流合作是为了一个共同的目的，即攻克疾病或完成研究。相对于个人自主模式，分享决策模式有四个特点❶：一是分享决策包含了医患双方并且双方都要为行为的结果负责。个人自主模式的责任者仅仅是患者本人，如果缺乏医生的责任，那么这种知情同意无疑将产生推卸责任的嫌疑。二是相比自主模式，这种模式对患者和受试人员的认知能力和自主能力要求更低❷，而且决策质量更高。在个人自主模式中，个人独自作出决定。而分享决策模式是医生与患者经过充分交流后进行的决策，这种模式的优势就是医生帮助患者理解作出医疗决策所需要的相关信息。三是它充分考虑到知情同意实际上是一个过程，而不是一锤子买卖。医患决策不应该仅仅指患者在诊室接受就诊的那个时间，而是应该扩展到这个时间之外，甚至是一个持续不断的过程，因为疾病的治疗需要一个持续的过程。四是它关注了交流过程中患者的心理因素，医生的告知和患者同意不仅仅作为一种言语行为的交流，而是关注了很多其他因素，如遇到比较糟糕的诊断结果时，医生也许首先应该去安慰患者，否则医患双方接下来的交流将会异常困难。

当然，分享决策不仅仅局限于医患之间，而且可以发生在家庭内部。仅仅是家庭同意在道德上并没有绝对的优先性，家庭也只是参与患者的决策。通过分享决策，我们可以实现家庭同意和个体同意的一体化，也就是家庭和个体通过协商而最终达成一致。这里面有两种情况，一种情况是个体利益与家庭利益选择一致；还有一种情况，个体选择与家庭不一致，在这种情况下，家庭代为决定能够得到伦理学辩护的充分必要条件是家庭决定必须符合患者的最佳利益。

二、负责任的分享决策模式

我们在前文分析了分享决策模式的优势和特点，然而，分享决策模式也不是十全十美的，它也存在着一些不足之处：一是分享决策需要更多的时间。对心血管疾病等需要紧急救治的疾病而言，延误抢救的后果是非常令人痛心的。二是没有行为能力或行为能力不强的患者无法进行分享决策，如文盲、精神病患者和儿童等。三是有些人不喜欢参与分享决策，如老年人和儿童等。如果遇到这类情

---

❶ MANSON N C，O'Neil O. Rethinking informed consent in bioethics ［M］. New York：Cambridge University Press，2007：87-90.

❷ MANSON N C，O'Neil O. Rethinking informed consent in bioethics ［M］. New York：Cambridge University Press，2007：82-87.

况，我们可以考虑放弃对他人一定要参加分享决策的要求。四是有些人会放弃参加医疗决策。如果一个宗教上禁止输血的患者，他告诉医生如果需要输血的话，请你不要告诉我，由你决定即可，这就是所谓的知情放弃。

对于分享决策模式中的上述挑战，我们可以用以责任伦理为基础的分享决策模式应对这些挑战。在这种模式中，医生对患者的责任不能缺失。就像美国法律所表述的那样，医生应该去关注患者，把对患者的责任至上，这进一步表明医生有对患者的责任❶。《中华人民共和国执业医师法》第二十三条规定：医生应恪守职业道德，履行医师职责，尽职尽责救治患者。这也表明了医生始终负有对患者的责任。那么，负责任的分享决策模式应该是这样的：首先，它要求医生持续不断地关注患者对信息的反馈。医患双方不断地进行交流和分享，在这过程中，医生需要关注患者对信息的反应，而不仅仅是看重结果。其次，医生要不断地关注患者的情感反应。在这种模式中，患者的需求都是很复杂的，医生不是仅仅告知患者相关的信息，而是要持续不断地关注患者的情感需要，尤其是一些特殊情况下的情感需要，如悲伤、恐惧、惊悚等。除此之外，这种分享模式不仅仅局限于医生或者患者个体，而是同时在于两者，就像医生应该对患者的恐惧等作出回应一样，患者也应该让医生知晓自己的恐惧等情况。可见，分享决策模式是一种更加理想的模式。

❶ American Medical Association. Code of medical ethics：current opinions and annotations［EB/OL］. NewYork：AMA，（2007-09-01）［2024-03-01］. https：//www. ama-assn. org/delivering-care/ama-code-medical-ethics.

结　语

　　全书按照提出问题、分析问题、解决问题的逻辑思路进行编写，按照篇、章、节的模式进行整体架构。本书第一篇详细介绍了知情同意的含义及其各种形式等内容。第二篇对中西方知情同意的历史发展、实践情况、理论基础三个方面进行了比较，其中西方主要是从立法角度来支持知情同意，而中国在知情同意方面的立法除了强调患者的权利之外，还专门强调了医生对患者的责任。西方过多地依赖于自主这个狭隘的概念，很容易忽视患者的心理需要，中国传统伦理充分体现了对患者的人文主义关怀，个人知情同意并不是始终必需的。可见，中西方知情同意形成了各自不同的内涵。第三篇提出了知情同意的理论解决方法及实践解决路径，中西双方可能过多地专注于原则，而原则过于教条，不能应对复杂的道德情境。因此，本书提出了以道德特殊主义为进路，同时依赖责任伦理的解决方案，有助于解决复杂的伦理问题。分享决策模式既不赞同西方对个体自由的过度强调，也不认同东方社会过于父权的控制。分享决策模式回应了现实的需要，既关注了患者或研究参与者个体的福祉，又兼顾了个体的自主和自由。

　　本书主要观点概述如下：

　　一、把西方的自主概念作为知情同意原则的基础，对此观点，人们存在争议，知情同意并不是医患之间对话必须遵守的绝对原则。不论知情同意是源于功利主义还是义务论，当代生命伦理学要求我们尊重自主，给予患者充分自决的权利，这无疑是生命伦理学人性的彰显，但是，当我们把维护自主当成一条绝对命令时，那么自主性可能会忽视社会生活中很多实际因素，如告知重病消息会导致患者紧张和无助，所以仅仅依赖于自主这个狭隘的概念，知情同意很难有自洽性，患者的真正需要和医生按规范提供的告知内容之间存在一条难以逾越的鸿沟，患者的真正需要可能会因为知情同意的要求而被忽视。就像比彻姆和邱卓思在《生命医学伦理原则》

一书中强调的那样❶："我们也坚持认为，把尊重自主原则理解为高于其他所有道德
原则的原则，而不是把它理解为整个初始义务框架中的一个原则，那就太高估这一
原则了。"知情同意并不是绝对的原则，任何道德规则都应该以相应的人性作为基
础，如果有些原则是大多数人做不到的，那就变成了虚伪的说教。事实上，自主性
的提出只是基于权利的角度，而忽略了当下复杂的社会环境，那么，在尊重患者自
主性的同时，在不否定知情同意的基础上，我们应该从关心"他者"的角度出发，
以开放的方式来应对知情同意的实际困境。

二、从中西方知情同意原则的比较可以看出，原则主义并不是道德判断的主
要方法。原则只是一种价值导向，而不是绝对命令，过多的原则只会让那些对道
德不怎么敏感的医生对道德判断产生更多的误解，从而很可能导致医生最终作出
不利于患者的决定。理性、谨慎的患者在作出决定时需要充分的信息，而医生通
过告知向患者提供这些信息，这是西方的法律和道德规范的要求。西方的知情同
意是以牺牲医患之间的互助为代价来强调患者的自决权利，对尊重患者自主原则
的过度强调忽视了医生实际上是可以扮演更加重要的角色。而中国的法律和医师
道德规范是在努力平衡患者自决的权利和医生对患者的责任。道德判断应该来自
我们的实践智慧，也就是应该根据文化、环境、时间、不同的人等综合因素作
出，因此道德特殊主义和责任伦理的出场缓解了原则主义过于绝对的方式，并为
解释不同地域存在的不同知情同意模式提供了很好的解决方案。道德特殊主义要
求我们依据道德的情境作出自下而上的道德判断，而责任伦理要求医生始终对患
者负有道德责任，然而，这并不表明我们有了道德特殊主义和责任伦理就不再需
要原则帮助我们进行道德的判断，毕竟使用原则进行道德判断使我们的道德判断
更加便捷化，只是我们应该去避免原则主义给我们的道德判断带来的狭隘性。

三、西方的知情同意容易混淆手段和目的。实施知情同意的目的是为了尊重
患者自主的权利，最终帮助患者避免受到不必要的伤害。知情同意并不是医生逃
避责任的一种手段。中西方跨文化的比较表明中西方都在努力平衡患者的权利和
医生对患者的责任。西方一直在强调患者信息方面的需求并且要求医生尽可能地
通过告知来尊重患者的自主，但是西方的知情同意是以牺牲患者与家庭、医生之
间的合作为代价的，很容易把知情同意当作医生逃避责任的手段，而忽视患者的

❶ BEAUCHAMP T L, CHILDRESS J F. Principles of biomedical ethics [M]. New York：Oxford University Press，2013：16.

最佳利益。当然，中国家庭主义模式的知情同意也需要更多的实证研究来验证家庭决策与个体意愿的一致性。

四、中西方各自的知情同意原则并不是不可通约的，家庭主义的告知并不只是中国的特色。中国的家庭主义模式并不表明中国家庭拥有与众不同的地位，而是中国的现实情况有时不允许患者直接被告知，因为中国社会目前没有形成像西方社会那样较完善的患者情感支持社会系统，所以照顾患者情绪的责任就只能由家庭承担。中国的立法和规范一直强调医生有责任回应患者的特殊需要以保护患者自我决定的权利，其中适当地给予医生权利可以理解为，并不是医生要强加判断给患者，而是医生在其责任范围之内可以更好地为患者提供心理和情感的支持。

五、责任伦理是对效用论和义务论等的超越。知情同意是一个动态的过程，而不是一个简单的环节，不是走过场，我们应该去平衡医生的责任和患者的自决。著名医学哲学家威廉·奥斯勒提出❶，医学只是可能性的科学，也就说，没有任何的治疗手段是100％的有效，就算高成功率也不能保证每一个病例都能够成功，其结果具有不可预见性的特点，唯一能够超越治疗效率的就是医生的责任感，这就要求医生是一个有责任感的人。支持患者自主的最好方式并不是坚持患者自我决定的权利，并以此避免医生的父权主义，而是增加医生的责任感来为每个患者提供帮助。医生通过道德的感悟和学习可以提升自身的道德感而自觉成为责任者，但有时候有的医生可能不是那么自觉地成为责任者，要使这些医生在满足自身利益的时候，同时顾及他人和社会的利益，那么必须借用政府和法律的力量，政府对医生施加的法律和道德压力越大，医生履行责任的态度就越积极。

六、家庭主义不是父权主义，中国伦理文化深含责任伦理的内涵。受西方自由主义思潮影响，当代社会正面临家庭危机及个人主义危机，传统家庭的地位在减弱，家庭的角色也在逐渐淡化，自由主义的全球化实然无法得到有效辩护，我们应该认清当前社会存在的一些问题，不盲从于西方思想，而是转向挖掘中国自身几千年的传统文化的精髓，向先贤学习，坚持走文化自信、理论自信的道路。有关中国家庭主义的研究挖掘了家庭的形而上学价值和意义，给新的临床语境带来了新的解释机制，它考虑了患者的最佳利益，应对了临床中多变的情况。

七、分享决策模式是解决知情同意困境的实践模式。本书针对当前知情同意

---

❶　OSLER W. A way of life [M]. New York：ReadaClassic，2010：14.

实践中的问题和不足，在把握道德特殊主义和责任伦理的基础之上，提出了分享决策模式，这为复杂的临床语境带来了新的解释机制。研究表明仅仅通过提供更多的信息量并没有提高知情同意的质量，而通过医患之间的有效沟通，的确提高了医疗决定的质量并且让患者和家属更加满意。

八、西方社会更加强调个体的权利，东方社会更加强调个体的福祉，当个人权利和个人福祉之间发生冲突的时候，保护个体福祉这条原则更具有优先性。因为治病救人才是医生的天职，同时，获得健康也是患者来求医的根本目的。

由于本人学术能力有限，关于中西方知情同意的对比研究可能还不够细致和全面，还有很多方面没有涉及。如研究可能未能充分比较中西方知情同意方面的法律框架和法律实施情况，以及这些法律如何影响医疗实践和患者的权益，研究还可能忽视了医疗教育和培训在知情同意实施中的作用，以及不同文化背景下医疗专业人员对知情同意原则的理解和应用的不同等。

随着现代科学技术的不断进步，如生物样本库等的出现，其中面临的知情同意问题更加复杂。由于生物样本库研究具有规模大、异质性、长期性等特点，获得研究参与者特定的同意往往会导致成本高昂、管理烦琐等诸多问题。另外，随着时间的流逝，如研究参与者不断的家庭变迁，重新联系研究参与者的过程本身可能会成为问题。因此，生物样本库中涉及的知情同意出现了新的元素，它需要讨论的是知情同意的其他新模式，如一揽子同意、泛同意、动态同意等。在西方，尤其是美国，泛知情同意（broad consent）是一种常见的做法，允许在不具体说明未来研究目的的情况下，对生物样本进行存储和使用。而在中国，根据《涉及人的生命科学和医学研究伦理审查办法》和《中华人民共和国个人信息保护法》，对于生物样本的二次使用，如果捐献者已经签署了知情同意书，可免除再次签署知情同意书，但这不被视为有效的同意方式，因为一揽子同意（blank consent）不具备知情同意的基本要素。在信息数据的共享和二次利用方面，西方可能更倾向于采用生物样本库共享和二次利用数据的方式，以促进科学研究，而中国可能更注重在保护个人隐私和数据安全的前提下进行数据共享。中西方在生物样本的知情同意方面的差异主要体现在知情同意的形式、法律和伦理要求、文化差异、伦理审查、知情同意书的内容和要求、特殊群体的保护以及信息数据的共享和二次利用等方面。随着国际交流和合作的加深，这些差异可能会逐渐缩小，同时也需要更多的研究和讨论来解决这种跨文化背景下的伦理和法律问题。

参考文献

中文著作

[1]　汤姆·比彻姆，詹姆士·邱卓思. 生命医学伦理原则 [M]. 李伦，译. 5 版. 北京：北京大学出版社，2014.

[2]　马丁·布伯. 人与人 [M]. 北京：作家出版社，1992.

[3]　成中英. 伦理与美学 [M]. 北京：中国人民大学出版社，2017.

[4]　程东峰. 责任伦理导论 [M]. 北京：人民出版社，2010.

[5]　大卫·休谟. 人性论 [M]. 关文运，译. 北京：商务印书馆，2013.

[6]　范瑞平. 当代儒家生命伦理学 [M]. 北京：北京大学出版社，2011.

[7]　范瑞平，张颖，建构中国生命伦理学：新的探索 [M]. 北京：中国人民大学出版社，2017.

[8]　方勇. 孟子 [M]. 北京：中华书局，2010.

[9]　冯友兰. 三松堂全集：第 4 卷 [M]. 郑州：河南人民出版社，2001.

[10]　郭金鸿. 道德责任论 [M]. 北京：人民出版社，2008.

[11]　甘绍平. 伦理智慧 [M]. 北京：中国发展出版社，2000.

[12]　甘绍平. 应用伦理学前沿问题研究 [M]. 南昌：江西人民出版社，2002.

[13]　何怀宏. 伦理学是什么 [M]. 北京：北京大学出版社，2015.

[14]　H T 恩格尔哈特. 生命伦理学基础 [M]. 范瑞平，译. 2 版. 北京大学出版社，2006.

[15]　汉斯·约纳斯. 责任原理——技术文明时代的伦理学探索 [M]. 方秋明，译. 上海：世纪出版集团，2013.

[16]　贺麟. 文化与人生 [M]. 北京：商务印书馆，1988.

[17]　黑格尔. 逻辑学 [M]. 杨之一，译. 北京：商务印书馆，1996.

[18]　吉尔·利波维茨基. 责任的落寞——新民主时期的无痛伦理观 [M]. 倪复生，方仁杰，译. 北京：中国人民大学出版社，2007.

[19]　康德. 实践理性批判 [M]. 邓晓芒，译. 北京：人民出版社，2004.

[20]　罗纳德·蒙森. 干预与反思：医学伦理学基本问题 [M]. 林侠，译. 北京：首都师范大学出版社，2010.

[21]　罗哲海. 轴心时期的儒家伦理 [M]. 陈咏明，瞿德瑜，译. 郑州：大象出版社，2009.

[22]　李晨阳. 道与西方的相遇 [M]. 北京：中国人民大学出版社，2005.

[23]　李瑞全. 儒家生命伦理学 [M]. 台北：鹅湖出版社，1999.

[24]　密尔. 论自由 [M]. 许宝骙，译. 北京：商务印书馆，2005.

[25]　马克斯·韦伯. 学术与政治 [M]. 钱永祥，译. 北京：三联书店，2005.

[26]　约翰·洛克. 政府论 [M]. 丰俊功，译. 北京：光明日报出版社，2009.

[27]　约翰·密尔. 论自由 [M]. 许宝骙，译. 北京：商务印书馆，2005.

中文论文

[1]　曹刚. 责任伦理：一种新的道德思维 [J]. 中国人民大学学报，2013，27（2）：70-76.

[2]　陈化，任俊华. 生命伦理原则主义的中国式困境、成因及出路 [J]. 长安大学学报，2014
（12）：16.

[3]　陈化，李红文. 论知情同意的家庭主义模式 [J]. 道德与文明，2013（5）：105.

[4]　冯龙飞. 知情同意的家庭主义模式在老年痴呆患者干预中的伦理辩护 [J]. 中国老年学杂志，2017，
37（17）：4410-4413.

[5]　谷秉红. 影响综合性医院癌症患者病情知晓情况的相关因素分析 [J]. 护理管理杂志，2009，9
（5）：6-7.

[6]　顾红亮. 儒家责任伦理的现代诠释与启发 [J]. 河北学刊，2015，35（3）：24-29.

[7]　罗芳，曾铁英. 晚期癌症病情告知研究进展 [J]. 湖北医药学院学报，2010，29（6）：598-601.

[8]　李大平，左伟. 医疗决策的儒家家庭主义 [J]. 学术论坛，2016，39（8）：18-22.

[9]　毛羽. 凸显"责任"的西方应用伦理学—西方责任伦理述评 [J]. 哲学动态，2003（9）：20-24.

[10]　苏玉菊. 从法律解释角度，看患者生命权与知情同意权冲突如何解决 [J]. 月旦财经法杂志，
2012，9（30）：5-23.

[11]　王秀丽，黄学薇，张瑛，等. 癌症患者对诊断的信息需求 [J]. 河南大学学报（医学科学版），
2002（3）：5-10.

[12]　曾铁英，张琪，杨笑梅，等. 癌症患者对重症疾病告知策略要求的调查研究 [J]. 护理研究，
2008，22（12A）：3126-3128.

[13]　赵秋利. 癌症患者病情直接告知阻碍的原因分析及对策 [J]. 护理学杂志，2013，28（23）：
53-55.

中文学位论文

[1]　周丹丹. 论患者知情权 [D/OL]. 烟台：烟台大学，2016 [2023-12-11]. https：//kns. cnki. net/kc-
ms2/article/abstract？ v＝ kxD1c6RDvBxMbGNCZLuV5z8Nw9UtgozUxa8S0uBihVtfuFix1h97uAm3
gkMyVe21WsLUnHgOAzlcER3uRAT71SwqyksO ＿ Ms7yIeIwpQDoJKYfpAtnFiqApLPhPfk9ZBW5h
UXnsUkPuMSPuMryhAuJSAc0W2XogcVlMY0dFBMWVcEgU6HW8BI6H6WMP1jzR IWpXthQxdi-
MayGgMwC9qTJlA＝＝＆uniplatform＝NZKPT＆language＝CHS.

［2］ 浦亮 . 我国患者知情权若干法律问题研究［D/OL］. 上海：上海社会科学院，2013［2023-11-11］. https：//kns. cnki. net/kcms2/article/abstract? v＝kxD1c6RDvByizWw-g8IG0otC2GL5q6-N0Pa0emt ZBuoHGRsif1PGsWU4 _ 92JW14cUmYzx4VbBfkoGLyix2radIKgTmcjGhPUoeRJ1I2m9T1p7MDg1GW ukoQHde 1JfIIQPSC8Hk73- FZL0g4gl6l9f6p _ dET3iIDaP2FSgjA9wP63dTODjJFPwkgroeAw9OZ z- VRiRHwoRRg＝&uniplatform＝NZKPT&language＝CHS.

中文电子资源

［1］ 何黎 . 该不该向癌症患者告知病情［EB/OL］.（2018-01-05）［2024-01-10］. https：//wap. ftchinese. com/ story/001075771.

［2］ 全国人大 . 中华人民共和国医师法［EB/OL］.（2021-08-20）［2024-5-5］. https：//www. gov. cn/ xinwen/2021-08/20/content _ 5632496. htm.

［3］ 中国临床试验注册中心 . 催产素对男性性取向的研究［EB/OL］.（2017-06-01）［2024-02-01］. https：//www. chictr. org. cn/showproj. html? proj＝19182.

［4］ 中国医师协会 . 中国医师宣言［EB/OL］.（2011-08-23）［2024-01-05］. http：//www. cmda. net/ zgysxy/11016. jhtml.

英文报告

［1］ WORLD HEALTH ORGANIZATION International Agency for Research on Cancer Report. World Cancer Report（R/OL）. 2020［2024-01-09］. https：//www. iarc. who. int/featured-news/new-world-cancer-report/.

英文著作

［1］ APPELBAUM P S, LIDZ C W, MEISEL A. Informed consent：legal theory and clinical practice ［M］. New York：Oxford University Press, 1987.

［2］ BAKER R. The American medical ethics revolution ［M］. Baltimore：JHU Press, 1999.

［3］ BAKER R. Before bioethics：a history of American medical ethics from the colonial period to the bioethics revolution ［M］. New York：Oxford University Press, 2013.

［4］ BERG J W, APPELBAUM P S, LIDZ C W, et al. Informed consent：legal theory and clinical practice ［M］. New York：Oxford University Press, 2001：56-67.

［5］ BEAUCHAMP T L, CHILDRESS J F. Principles of biomedical ethics ［M］. New York：Oxford University Press, 2013.

［6］ BROCK D. W. Life and death ［M］. New York：Cambridge University Press, 1993.

［7］ CARL B. Medical practice and cultural myth ［M］. New York：Oxford University Press. 2014.

［8］ COONS C, WEBER M. Paternalism：theory and practice ［M］. New York：Cambridge University Press, 2013.

［9］ COULEHAN J, MARIAN R. The medical interview：mastering skills for clinical practice ［M］. PA：

Davis F. A. Company，2005.

[10] DANCY J. Ethics without principles [M]. Oxford：Clarendon，2004.

[11] DWORKIN R. Taking rights seriously [M]. MA：Harvard University Press，1997.

[12] ENGELHARDT H T. Global bioethics [M]. MA：M&M Scrivener Press，2006.

[13] FADEN R R，BEAUCHAMP T L. A history and theory of informed consent [M]. New York：Oxford University Press，1986.

[14] FEINBERG J. Harm to self：the moral limits of the criminal law [M]. New York：Oxford University Press，1986.

[15] GAYLIN W. Talk is not enough：how psychotherapy really works [M]. New York：Little，Brown and Company，2000.

[16] GILLIGAN C. In a different voice：psychological theory and women's development [M]. Massachusetts：Harvard University Press，1982.

[17] HOOKER W. Physician and patient [M]. New York：Baker and Scribner，1849.

[18] HO A. Whose interest is it anyway? autonomy and family-facilitated approach to decision-making [M]. New York：Oxford University Press，2014.

[19] HIPPOCRATES. Hippocrates [M]. W. H. S. Jones，Trans. MA：Harvard University Press. 2011.

[20] JEREMY S，DANIEL S. Methods in medical ethics [M]. Washington D. C. ：Georgetown University Press，2011.

[21] JONAS W B. Evidence，ethics，and the evaluation of global medicine [M]. Washington D. C. ：Georgetown University Press，2002.

[22] JOFFE S，TRUOG R D. Consent to medical care：the importance of fiduciary context [M]. New York：Oxford University Press，1986.

[23] KATZ J. The silent world of doctor and patient [M]. Baltimore：JUH Press，2002.

[24] LEVINAS E. Difficult freedom：essays on judaism [M]. Sean Hand，Trans. Baltimore：The Johns Hopkins UP，1990.

[25] LEVINAS E. Ethics and infinity [M]. Michigan：Duquesne University Press，1985.

[26] LITTLE M. Wittgensteinian lessons on moral particularism [M]. NC：Duke University，2001.

[27] MANSON N C，O' NEIL O. Rethinking informed consent in bioethics [M]. New York：Cambridge University Press，2007.

[28] MACKIE J L. Ethics：inventing right and wrong [M]. London：Penguin Books，1977.

[29] MILL J S. Utilitarianism and on liberty [M]. London：Blackwell，1962.

[30] MOORE G E. Principia ethica [M]. New York：Cambridge University Press，1903.

[31] NODDINGS N. The maternal factor：two paths to morality [M]. California：University of California Press，2010.

[32] OSLER W. A way of life [M]. New York：ReadaClassic，2010.

[33] PIANTADOSI S. Clinical trials：a methodologic perspective [M]. Hoboken：John Wiley & Sons，2024.

[34] PEACOCK J. The anthropological lens：harsh light，soft focus [M]. Cambridge：Cambridge University Press，1986.

[35] SCHNEEWIND J B. Essays on the history of moral philosophy [M]. New York：Oxford University Press，2010.

[36] SHNEIDER C. The practice of autonomy：patients，doctors，and medical decisions [M]. New York：Oxford University Press，1998.

[37] TYLOR E. Primitive culture [M]. New York：Harper & Row，1958.

[38] SIMPSON A W B. Oxford essays in jurisprudence [M]. London：Clarendon Press，1973.

英文网络文献

[1] AMA. Principles of medical ethics [EB/OL]. (2011-02-03) [2024-01-01]. https：//www. ama-assn. org/delivering-care/ama-code-medical-ethics.

[2] AMERICAN MEDICAL ASSOCIATION. Code of medical ethics：current opinions and annotations [EB/OL]. (2007-09-01) [2024-03-01]. https：//www. ama-assn. org/delivering-care/ama-code-medical-ethics.

[3] STANFORD LAW SCHOOL. Arato v. Avedon [EB/OL]. (1993-09-30) [2024-01-09]. https：// scocal. stanford. edu/opinion/arato-v-avedon-31521.

[4] MELISSA A H. Cantebury v. Spence [EB/OL]. (1972-11-01)[2018-01-04]. https：//www. casebriefs. com/blog/law/torts/torts-keyed-to-epstein/the-negligence-issue/canterbury-v-spence-2/.

[5] AMERICAN CANCER SOCIETY. Combined financial statements [EB/OL]. (2014-12-31) [2024-01-14]. http：//www. cancer. org/aboutus/whoweare/financialinformation/combinefinanical statements/index.

[6] DWORKIN G. Paternalism [EB/OL]. (2014-06-20) [2024-02-23]. http：//plato. stanford. edu/archives/sum2014/entries/paternalism/.

[7] GFK HEALTH CARE. Pace cancer perception index face sheet [EB/OL]. (2013-04-09)[2024-01-14]. https：//www. multivu. com/assets/60140/documents/60140-PACE-Survey-Fact-Sheet-FINAL-original. pdf.

[8] TWAIN M. Christian science and the book of Mrs. Eddy [EB/OL]. (2011-12-1) [2023-12-1]. https：//americanliterature. com/author/mark-twain/short-story/christian-science-and-the-book-of-mrs-eddy.

[9] WISCONSIN ASSOCIATION FOK JUSTICE. Victory in informed consent case at Wisconsin Supreme Court [EB/OL]. (2012-04-17) [2024-02-04]. https：//www. wisjustice. org/index. cfm？ pg＝Jan-

dreCase.

[10] WANG XUEQIAO, TOM HANCOCK. China's growing cancer burden often kept secret from patients [EB/OL]. (2018-01-02) [2024-02-01]. https：//www. ft. com/content/3186fb0e-de35-11e7-a8a4-0a1e63a52f9c. American Cancer society.

英文论文

[1] ATESCI F C, BALTALARLI B, OGUZHANOGLU N K，et al. Psychiatric morbidity among cancer patients and awareness of illness [J]. Support Care Cancer，2004 (12)：161-167.

[2] ANNAS G J, MILLER F H. The empire of death；how culture and economics effect informed consent in the U. S. , U. K. , and Japan [J]. Am J Law Med，1994，20 (4)：357-394.

[3] BAUDRY A S, DELPUECH M, CHARTON E, et al. Association between emotional competence and risk of unmet supportive care needs in caregivers of cancer patients at the beginning of care [J]. Supportive Care in Cancer，2024，32 (5)：302.

[4] BLANCHARD C G, LABRECQUE M S, RUCKDESCHEL J C，et al. Information and decision-making preferences [J]. Soc Sci Med，1988，27 (11)：1141.

[5] BRANCH C H H. Cancer clinics：psychiatric aspects of malignant disease [J]. A Cancer Journal for Clinicians，1956，6 (3)：102-104.

[6] CHERRY M J. Re-thinking the role of the family in medical decision-making [J]. J Med Philosophy，2015，40 (4)：451-472.

[7] DONCHIN A. Autonomy，interdependence and assisted suicide：respecting boundaries/crossing lines [J]. Bioethics，2000，14 (3)：187-204.

[8] DWORKIN G. Paternalism，respect，and the will [J]. Ethics，2012，122：692-720.

[9] DOMÍNGUEZ M, SAPIÑA L. From sweeteners to cell phones—cancer myths and beliefs among journalism undergraduates [J]. European Journal of Cancer Care，2020，29 (1)：e13180.

[10] DU L, SHI H Y, YU H R, et al. Incidence of suicide death in patients with cancer：a systematic review and meta-analysis [J]. Journal of Affective Disorders，2020，276：711-719.

[11] DONALD O. What to tell cancer patient [J]. JAMA，1961，175 (13)：1120-1123.

[12] EYAL N. Informed consent：the value of trust and hedons [J]. the Journal of Medical Ethics，2014，40 (7)：447.

[13] FALAGAS M, KORBILA I P, GIANNOPOULOU K P，et al. Informed consent：how much and what do patients understand? [J] Am J Surg，2009，198：420-435.

[14] FAN R P. Self-determination vs. family-determination：two incommensurable principles of autonomy [J]. Bioethics，1997，11 (3)：315-319.

[15] FAN R P. Family-oriented informed consent [M]. Switzerland：Springer，2015：101-107.

[16]   FOBAIR P, STEARNS N N, CHRIST G, et al. Historical threads in the development of oncology social work [J]. J Psychosoc Oncol, 2009, 27 (2): 155-215.

[17]   FITTS R. What philadelphia physicians tell patients with cancer [J]. JAMA, 1953, 153 (10): 901-904.

[18]   FIELDING R, KO L, WONG L, et al. Prevalence and determinants of diagnostic and prognostic disclosure by radiotherapists and surgeons to patients with terminal cancer in Hong Kong [J]. J Hong Kong Med Assoc, 1994, 46 (3): 220-230.

[19]   GERT B, CULVER C M. Paternalistic behavior [J]. Philos Public Affairs, 1976, 6 (1): 45-47.

[20]   GOSTIN L O. Informed consent, cultural sensitivity, and respect for persons [J]. JAMA, 1995, 274 (10): 844-845.

[21]   HAN B, ZHENG R, ZENG H, et al. Cancer incidence and mortality in China, 2022 [J]. Journal of the National Cancer Center, 2024, 4 (1): 47-53.

[22]   HOLLAND J C. History of psycho-oncology: overcoming attitudinal and conceptual barriers [J]. Psychosom Med, 2002, 64 (2): 207.

[23]   HUANG B, CHEN H, DENG Y, et al. Diagnosis, disease stage, and distress of Chinese cancer patients [J]. Annals of Transitional Medicine, 2016, 4 (4): 73.

[24]   HOLM S, WILLIAMS J B. Global bioethics—myth or reality? [J]. BMC Medical Ethics, 2006, 7 (1): 10.

[25]   JIANG Y, LI J Y, LIU C, et al. Different attitudes of oncology clinicians toward truth telling of different stages of cancer [J]. Support Care Cancer, 2006 (14): 1119-1125.

[26]   KATZ J. The silent world of doctor and patient [M]. Baltimore: JUH Press, 2002: 78.

[27]   KNOPPERS B M, AVARD D, SÉNÉCAL K. Newborn screening programmes: emerging biobanks? [J]. Norsk Epidemiologi, 2012, 21 (2): 163-168.

[28]   KELLY F. Do cancer patients want to be told? [J] Surgery, 1950, 27 (6): 822-826.

[29]   KUKLA R. Living with pirates: common morality and embodied practice [J]. Cambridge Quarterly of Healthcare Ethics, 2014 (23): 81.

[30]   KUKLA R. Response to Strong and Beauchamp: at world's end [J]. Cambridge Quarterly of Healthcare Ethics, 2014 (23): 99-103.

[31]   KIM M. K, ALVI A. Breaking the bad news of caner: the patient's perspective [J]. Laryngoscope, 1999, 109 (7): 1066-1067.

[32]   LI F, HARMER P, ECKSTROM E, et al. Clinical effectiveness of cognitively enhanced Tai Ji Quan training on global cognition and dual-task performance during walking in older adults with mild cognitive impairment or self-reported memory concerns: a randomized controlled trial [J]. Annals of Internal Medicine, 2023, 176 (11): 1498-1507.

[33]　Lin M L. Patients' perceptions and expectations of family participation in the informed consent process of elective surgery in Taiwan [J]. Asian Nursing Research，2012，6（2）：55-59.

[34]　MCDOUGALL R J，WHITE B P，KO D，et al. Junior doctors and conscientious objection to voluntary assisted dying：ethical complexity in practice [J]. Journal of Medical Ethics，2022，48（8）：517-521.

[35]　MILLUM J，BROMWICH D. Informed consent：what must be disclosed and what must be understood? [J]. The American Journal of Bioethics，2021，21（5）：46-58.

[36]　MAIKO F，YOSUKE U. Preferences of cancer patients regarding communication of bad news：a systematic literature review [J]. Japanese Journal of Clinical Oncology，2009，39（4）：201-216.

[37]　NANIBAA A G. Informed consent and the ethics of IRB research：a case study of the Havasupai tribe's lawsuit against genetic researchers [M]. //LORI A F. The academic's handbook. fourth edition：Revised and Expanded. NC：Duke University Press，2020：13.

[38]　NOVACK，PLUMER，OCHITILL，et al. Changes in physicians' attitudes toward telling the cancer patient [J]. JAMA，1979，241（9）：897-900.

[39]　SAKAMOTO H. Towards a new "global bioethics" [J]. Bioethics，2004，13（4）：191-197.

[40]　SOLOVE D. J. Murky consent：an approach to the fictions of consent in privacy law [J]. BUL Rev.，2024，104：593.

[41]　SAMP C. Questionnaire survey on public cancer education obtained from cancer patients and their families [J]. Caner，1957，10（2）：382-384.

[42]　TSU P S H. Can the Canberrans' supervenience argument refute shapeless moral particularism? [J]. Erkenntnis，2016，81（3）：545.

[43]　TANNSJO T. Utilitarianism and informed consent [J]. Journal of Medical Ethics，2013，8（1）：445.

[44]　VEATCH R. Which grounds for overriding autonomy are legitimate? [J]. Hastings Center Report，1996，26（6）：42.

[45]　VAN D，ESSINK M. K，VAN D，et al. Consent and refusal of procedures during labour and birth：a survey among 11418 women in the Netherlands [J]. BMJ Quality & Safety，2024，33（8）：511-522.

[46]　WANG D，PENG X，GUO C，et al. When clinicians telling the truth is de facto discouraged，what is the family's attitude towards disclosing to a relative their cancer diagnosis? [J]. Supportive Care in Cancer，2013，21：1089-1095.

[47]　WU J，WANG Y，JIAO X，et al. Differences in practice and preferences associated with truth-telling to cancer patients [J]. Nurs Ethics. 2021，28（2）：272-281.

[48]　YAMACHI T，INAGAKI M，YONEMOTO N，et al. Death by suicide and other externally caused

injuries following a cancer diagnosis: the Japan public health center-based prospective study [J]. Psycho-oncology, 2014, 23 (9): 1034-1041.

[49] ZHAO L, LI X, ZHANG Z, et al. Prevalence, correlates and recognition of depression in chinese inpatients with cancer [J]. Gen Hosp Psychiatry, 2014 (36): 477-482.

[50] ZENG T Y, HUANG H S, ZHAO M Z, et al. Health professionals' attitude towards information disclosure to cancer patients in China [J]. Nurs Ethics, 2011 (18): 356-363.

附录 A　作者科研成果、主持和 参与课题情况简介

一、作者科研成果简介

1. 发表文章情况（第一作者或通讯作者）

[1] 冯龙飞，王向义，欧阳学平，彭庆星．美学观念在当代中国医学领域里的三次"飞跃"——当代中国美容医学整体学科的发展［J］．医学与哲学（A），2012，33（8）：69-71.

[2] 冯龙飞，欧阳学平，彭庆星．"整体论"指导下建设美容医学整体学科［J］．宜春学院学报，2013，35（12）：13-14，46.

[3] FENG LONGFEI，OUYANG XUEPING，WANG XIANGYI. Core specialty collaboration and integrated subject formation of cosmetic medicine. ［J］．Aesthetic Surgery Journal，2014，34（2）：328-330.

[4] 冯龙飞，王向义，欧阳学平，彭庆星．当代中国美容医学学科的分类、归属和发展趋势［J］．医学与哲学（A），2015，36（9）：35-36.

[5] 冯龙飞．论医学生生命伦理实践模式的构建［J］．新西部（理论版），2016，（9）：163-164.

[6] 冯龙飞．美容医学作为身体增强技术的风险及伦理反思［J］．医学争鸣，2017，8（5）：62-65.

[7] 冯龙飞．知情同意的家庭主义模式在老年痴呆患者干预中的伦理辩护［J］．中国老年学杂志，2017，37（17）：4410-4413.

[8] 冯龙飞．临床药物试验纳入老年人群的调查分析及伦理建议［J］．中国新药杂志，2018，27（9）：1030-1033.

[9] 冯龙飞，王晓敏，李桂桂．老年人群药物临床试验现状及其伦理思考［J］．中国临床药理学杂志，2018，34（11）：1390-1392.

[10] 冯龙飞．儒家家庭主义的母性角色——以医疗实践为视角［J］．江西社会

科学，2018，38（8）：35-41.

[11] 冯龙飞. 药物临床试验受试者对知情同意的认知调查［J］. 中国新药杂
志，2018，27（24）：2911-2915.

[12] 冯龙飞. 美容医学的伦理哲思［J］. 医学与哲学，2019，40（2）：56-60.

[13] FENG LONGFEI. Characteristics and emerging trends in modern aesthet-
ic medicine［J］. 中华医学杂志：英文版，2020，133（6）：2.

[14] 冯龙飞，王继超，臧建成，谢宜静，陈昭，翟晓梅. 论公民逝世后人体器
官捐献的核心伦理原则［J］. 自然辩证法研究，2021，37（11）：69-75.

[15] 冯龙飞，加梦还，周蕾. 高校研究生学术道德现状调查及对策研究——以
某地方高校为例［J］. 宜春学院学报，2021，43（11）：113-116.

[16] 曹蛟蛟，冯龙飞. 临床研究中儿童受试者知情同意若干问题及对策［J］.
临床合理用药杂志，2022，15（5）：177-181.

[17] 冯龙飞. 某高校医学伦理学课程教学模式现状调查及对策研究［J］. 宜春
学院学报，2022，44（12）：119-122.

[18] FENG LONGFEI，ZHAI XIAOMEI. Regulation concerns of supply and
demand sides for aesthetic medicine from Chinese perspective［J］. Devel-
oping World Bioethics. 2023，23（3）：277-284.

[19] 冯龙飞，翟晓梅. 激励制度在公民逝世后器官捐献中的伦理分析［J］. 器
官移植，2024，15（1）：118-124.

2. 主持和参与课题情况简介

[1]　"医学生生命伦理实践教学模式研究"，宜春学院校级教学改革课题，YCUJG-2014-09，主持。

[2]　"网络环境下药学研究生药学英语课程教学模式构建"，江西省学位与研究生教育教学改革研究项目，JXYJG-2015-147，主持。

[3]　"高校研究生学术道德养成研究——以宜春学院为例"，宜春学院研究生教学改革项目，XJYJG-2019-02，主持。

[4]　"国际视阈下医学伦理学课程设置及教学模式研究"，2019 宜春学院教学改革项目，主持。

[5]　"神经科学技术研究与应用的伦理治理研究"，2022 江西省社会科学规划项目，22ZX05，主持。

[6]　"理工科研究生科技伦理教育机制研究"，2022 江西省学位与研究生教育教学改革研究项，JXYJG-2022-194，主持。

[7]　"现代医疗技术法律及伦理问题研究"，2011 国家社会科学基金重大项目，11&ZD177，参与。

[8]　"我国工程科技伦理若干问题及应对战略研究"，2019 中国工程院战略项目，参与。

[9]　"医学与生命伦理学"，2019 中国工程院战略项目，参与。

附录 B　知情同意的相关国际文件

1.《纽伦堡法典》

1) 人类受试者的自愿同意是绝对必要的。这意味着当事人应具有给予同意的法律行为能力；应处于能够行使自由选择权的位置，而不受任何武力、欺诈、欺骗、胁迫、越权或其他隐蔽形式的压制或胁迫的干预，并应对所涉及的试验事项的要素有足够的认知和理解，以使他能够作出明智的决定。在人类受试者作出明确的决定之前，应该让他知道试验的性质、持续时间和目的，试验的方法和手段，一切可预测的不便和风险；以及他参加试验可能对他的健康或人身造成的影响。确定同意的质量的义务和责任落在每一个发起、指导或参与试验的人身上。这是一项个人义务和责任，不能将义务和责任推脱给他人而自己却逍遥法外。

2) 试验应能产生对社会有益的丰硕成果，并且这些成果是用其他研究方法或手段无法获得的，试验在性质上不是轻率和不必要的。

3) 试验的设计应基于动物实验的结果和对所研究疾病的自然史或其他问题的了解，从而使研究者预期的结果能够证明试验的进行是合理的。

4) 试验的进行应避免一切不必要的身心痛苦和伤害。

5) 有先验理由相信会发生死亡或致残伤害的，不应进行试验；除了那些试验医生也作为试验对象的实验。

6) 试验的风险不能超过试验所要解决问题的人道主义的重要性。

7) 应做好适当的准备，并提供足够的设施，以保护试验对象免受可能的伤害、残疾或死亡，哪怕是微乎其微的可能性。

8) 试验只能由具有科学资格的人员进行。在试验的所有阶段，进行或参与试验的人员都应具备最高程度的技能和细心。

9) 在试验过程中，如果试验对象的身体或精神状态已不可能继续参加试验，他应有退出试验的自由。

10）在试验过程中，主持试验的科学工作者，如果他有充分理由相信即使操作是诚心诚意的，技术也是高超的，判断是审慎的，但继续进行试验可能会导致试验对象受伤、残疾或死亡，必须随时中断实验。

2. Nuremberg Code

1）The voluntary consent of the human subject is absolutely essential. This means that the person involved should have legal capacity to give consent; should be situated as to be able to exercise free power of choice, without the intervention of any element of force, fraud, deceit, duress, over-reaching, or other ulterior form of constraint or coercion, and should have sufficient knowledge and comprehension of the elements of the subject matter involved as to enable him to make an understanding and enlightened decision. This latter element requires that before the acceptance of an affirmative decision by the experimental subject there should be made known to him the nature, duration, and purpose of the experiment; the method and means by which it is to be conducted; all inconveniences and hazards reasonably to be expected; and the effects upon his health or person which may possibly come from his participation in the experiment. The duty and responsibility for ascertaining the quality of the consent rests upon each individual who initiates, directs or engages in the experiment. It is a personal duty and responsibility which may not be delegated to another with impunity.

2）The experiment should be such as to yield fruitful results for the good of society, unprocurable by other methods or means of study, and not random and unnecessary in nature.

3）The experiment should be so designed and based on the results of animal experimentation and a knowledge of the natural history of the disease or other problem under study that the anticipated results will justify the performance of the experiment.

4）The experiment should be so conducted as to avoid all unnecessary physical and mental suffering and injury.

5）No experiment should be conducted where there is an a priori reason to believe that death or disabling injury will occur; except, perhaps, in those experiments where the experimental physicians also serve as subjects.

6）The degree of risk to be taken should never exceed that determined by the humanitarian importance of the problem to be solved by the experiment.

7）Proper preparations should be made and adequate facilities provided to protect the experimental subject against even remote possibilities of injury disability or death.

8）The experiment should be conducted only by scientifically qualified persons. The highest degree of skill and care should be required through all stages of the experiment of those who conduct or engage in the experiment.

9）During the course of the experiment the human subject should be at liberty to bring the experiment to an end if he has reached the physical or mental state where continuation of the experiment seems to him to be impossible.

10）During the course of the experiment the scientist in charge must be prepared to terminate the experiment at any stage, if he has probable cause to believe, in the exercise of the good faith, superior skill and careful judgement required by him that a continuation of the experiment is likely to result in injury, disability, or death to the experimental subject.

3. 《赫尔辛基宣言》

1964 年 6 月芬兰赫尔辛基第 18 届世界医学会大会通过，并由下列各次大会修改：

1975 年 10 月日本东京第 29 届世界医学会大会；

1983 年 10 月意大利威尼斯第 35 届世界医学会大会；

1989 年 9 月中国香港第 41 届世界医学会大会；

1996 年 10 月南非萨默塞特第 48 届世界医学会大会；

2000 年 10 月苏格兰爱丁堡第 52 届世界医学会大会；

2002 年美国华盛顿哥伦比亚特区第 53 届世界医学会大会（新增注释）；

2004 年 10 月日本东京第 55 届世界医学会大会（新增注释）；

2008 年 10 月韩国首尔第 59 届世界医学会大会；

2013 年 10 月巴西福塔莱萨第 64 届世界医学会大会。

引言

1) 世界医学会制订了《赫尔辛基宣言》，作为一项涉及人类受试者的医学研究伦理原则的声明，包括利用可识别身份的人体材料和数据所进行的研究。该宣言应该被作为一个整体解读，在应用它的每个构成段落时都应该考虑所有其他相关段落。

2) 与世界医学会的一贯宗旨相同，该宣言主要针对医生。世界医学会鼓励参与涉及人类受试者的医学研究的其他人遵循这些原则。

一般原则

3) 世界医学会的《日内瓦宣言》用这些话来约束医生："我的患者的健康是我首先要考虑的。"《国际医学伦理准则》宣称："医生在提供医疗时应根据患者的最佳利益采取行动。"

4) 促进和维护患者（包括那些参与医学研究的人）的健康、幸福和权利是医生的职责。医生应奉献其知识和良心以履行这一义务。

5) 医学进步以研究为基础，而研究最终必然涉及人类受试者。

6) 涉及人类受试者的医学研究的首要目的是理解疾病的原因、发展和影响，并改进预防、诊断和治疗的干预措施（方法、程序和处置）。即便是已被证实的最佳的干预措施也必须通过研究对其安全性、有效性、效率、可及性和质量进行持续评估。

7) 医学研究要遵循那些尊重人类受试者和保护他们的健康和权利的伦理标准。

8) 尽管医学研究的首要目的是产生新知识，但这一目标决不能凌驾于受试者个体的权利和利益之上。

9) 参与医学研究的医生有责任保护受试者的生命、健康、尊严、完整性、自我决定权、隐私，并对其个人信息保密。保护受试者的责任必须始终由医生或其他医疗卫生专业人员承担，而绝不能由受试者承担，即便他们给予了同意。

10) 医生们必须关注本国有关涉及人类受试者研究的伦理、法律、法规和标准，以及适用的国际规范和标准。任何国家性的或国际性的伦理、法律、法规的要求都不能削弱或取消本宣言中提出的任何对受试者的保护。

11) 医学研究应该以对环境损害最小化的方式进行。

12) 唯有受过适当的伦理和科学教育、培训并具备一定资格的人方可开展涉及人体受试者的研究。针对患者或健康志愿者的研究应由一位胜任并有资质的医生或其他医疗卫生专业人员负责监督。

13) 应该为那些在医疗研究中代表性不足的群体提供适当的途径参与研究。

14) 当医学研究与临床诊疗相结合时，只有该研究潜在的预防、诊断或治疗价值被证明，而且医生有正当的理由相信患者作为受试者参加研究对其健康不会造成不良影响，医生才可以使其患者参与研究。

15) 必须确保因参与研究而受伤害的受试者得到适当的补偿和治疗。

风险、负担和受益

16) 在医疗实践和医学研究中，大多数的干预措施包含风险和负担，涉及人类受试者的医学研究只有在其研究目的的重要性超过给受试者带来的风险和负担时才可进行。

17) 所有涉及人类受试者的医学研究开始前，都必须对参与研究的个体和群体的可预测风险和负担进行仔细评估，并将其与给受试者和其他受研究影响的个人或群体带来的可预测受益进行比较。必须贯彻使风险最小化的措施。研究者必须对风险进行持续的监测、评估和记录。

18) 除非医生确信参与研究的风险已得到充分评估而且能得到满意的处理，否则他们就不能进行涉及人类受试者的研究。当发现风险超过了潜在的受益或已经得到最终结果的确凿证据时，医生必须评估是否应该继续、修正或立即停止此项研究。

脆弱群体和个体

19) 有些群体和个体特别脆弱，且可能更容易受到不当对待或遭致额外的伤害。所有脆弱群体和个体都应得到特别周到的保护。

20) 仅当研究是出于脆弱群体的健康需求或该群体优先关注的问题，且研究不能在非脆弱群体身上进行时，用脆弱群体进行医学研究才能得到辩护。另外，该群体应当从这项研究所带来的知识、实践或干预中获益。

科学要求和研究方案

21) 涉及人类受试者的医学研究必须遵循普遍接受的科学原则，必须建立在对科学文献和其他相关信息来源的全面了解，以及充分的实验室研究以及恰当的动物实验基础上。必须重视用于研究的动物的福利。

22) 涉及人类受试者的每一项研究的设计和实施必须在研究方案中予以清晰的说明并得到辩护。方案应该包含一项有关伦理的声明，应该指出如何贯彻执行本宣言中的原则。研究方案应该包括下列信息：研究的资金来源、申办方、机构隶属关系、潜在的利益冲突、对受试者的激励措施以及为那些因参与研究而受伤害的受试者提供的治疗和/或补偿。在临床试验中，研究方案还必须说明试验后的恰当安排。

研究伦理委员会

23) 在研究开始前，研究方案必须提交给相关的研究伦理委员会并经其评论、指导和批准。该委员会必须透明运作，必须独立于研究者、申办方，不受其他所有不当影响，且能胜任工作。该委员会必须考虑此研究所在国的法律和法规，以及适用的国际规范和标准，但禁止削弱或取消本宣言规定的对受试者的任何保护措施。该委员会必须有权监督正在进行的研究。研究者必须向委员会提供监测所需的信息，尤其是任何有关严重不良事件的信息。未经委员会的考虑和批准，研究方案不得更改。研究结束后，研究者必须向委员会提交一份结题报告，包含研究成果和结论。

隐私和保密

24) 必须采取一切防范措施以保护研究受试者的隐私，并为他们的个人信息保密。

知情同意

25) 能够给予知情同意的人作为受试者参与医学研究必须是自愿的。尽管征询家庭成员或社区领导人的意见可能是合适的，但是除非他自由同意，否则不得将任何能够给予知情同意的个人纳入研究。

26) 在涉及能够给予知情同意的人类受试者的医学研究中，每个潜在的受试者都必须被充分地告知该研究的目的、方法、资金来源、可能的利益冲突、研究者机构隶属关系、研究的预期受益和潜在风险、研究可能引起的不适、研究之后的规定以及研究的任何其他相关方面。潜在受试者必须被告知有拒绝参加研究或随时撤回同意参加研究的意见而不会因此受到不当影响的权利。尤其应该注意潜在的个体受试者对特殊信息的需求以及向其传递信息所使用的方法。在确保潜在受试者理解信息后，医生或另一位具备恰当资格的人必须征求潜在受试者自由表达的知情同意，最好是书面同意。如果无法用书面表达同意，非书面同意必须正式记录在案，并有证人作证。应该向所有医学研究的受试者提供获悉研究一般结果和成果的选择权。

27) 在征求研究参与者的知情同意时，如果潜在受试者与医生有依赖关系，或者可能在胁迫下同意，则医生必须特别谨慎。在这种情形下，必须由一位完全独立于这种关系的具有恰当资格的个人去征求其知情同意。

28) 对无知情同意能力的潜在受试者，医生必须寻求其法定代理人的知情同意。不能将这些人纳入他们不可能受益的研究中，除非该研究意在促进潜在受试者所代表群体的健康，而该研究又不能在能提供知情同意的人身上进行，并且只带来最低程度的风险和负担。

29) 当一个被认为不能给予知情同意的潜在受试者能够表示赞同参与这项研究的决定时，医生必须在征得法定代理人的同意之外再征得这种赞同。必须尊重潜在受试者的不同意。

30) 当涉及身体上或精神上没有能力给予同意的受试者时，例如无意识的患者，仅当妨碍给予知情同意的身体或精神的病情是研究群体的一个必要特征时，该研究才可以进行。在这种情况下，医生必须从法定代理人那里征得知情同意。如果此类代表不在场，并且研究不得延误，那么该研究也可以在没有获得知情同意的情况下进行，前提是研究方案中已经说明将不能给予知情同意的受试者纳入研究的特殊理由，并且该研究已获研究伦理委员会的批准。必须尽快从受试者或法定代理人那里获得受试者继续参与研究的同意。

31）医生必须充分告知患者其医疗的哪些部分与研究有关。医生绝不可因患者决定拒绝参与研究或退出研究而妨碍医患关系。

32）对于使用可识别身份的人体材料或数据进行的医学研究，例如用生物样本和数据库或类似资料库中储存的材料或数据进行的研究，医生们必须取得受试者的生物材料或数据采集、储存和/或再利用的知情同意。也许有些例外的情况，即获得这种同意不可能或不可行。在这些情况下，研究只有在得到研究伦理委员会的审查和批准后方可进行。

安慰剂的使用

33）一种新干预措施的受益、风险、负担和有效性，必须与已获证明的最佳干预措施的这些方面进行对照检验，但在以下情况例外：在不存在已获证明的干预措施的情况下，使用安慰剂或不治疗是可以接受的；或有令人信服和科学合理的方法论理由，可使用有效性比已获证明的最佳干预措施更弱的任何干预措施、安慰剂或不治疗，因为这对确定一项干预措施的有效性和安全性来说是必要的，且不会因为使用更弱的干预措施、安慰剂或不治疗而让患者遭受额外严重或不可逆伤害的风险。必须特别注意避免滥用这一选项。

试验后的规定

34）在临床试验开展前，申办方、研究者和试验所在国政府应该制订试验后的有关条款，为所有想获得试验已证明的有益干预措施的研究参与者提供可及的方法。该信息也必须在知情同意过程中告知受试者。

研究的注册、出版和结果的传播

35）在招募第一位受试者前，每项涉及人类受试者的研究都必须在公众可访问的数据库中注册。

36）研究人员、作者、申办方、编辑和出版方对于研究成果的出版和传播均负有伦理义务。研究者有义务使他们涉及人类受试者的研究结果，为公众可及，并对其报告的完整性和准确性负责。所有有关各方都应该坚持被认可的有关报告的伦理准则。阴性的、不具定论性以及阳性的结果都必须发表或通过其他途径为公众可得。资助来源、机构隶属关系和利益冲突都必须在发表物中说明。未能遵守本宣言原则的研究报告不应发表。

临床实践中未经证明的干预措施

37) 对个体患者进行治疗时，当不存在经过证明的干预措施或其他已知的干预措施无效时，医生在征求专家建议，并从患者或法定代理人那里获得知情同意后，如果医生判断该措施有希望挽救患者生命，使其重获健康或减少痛苦，可以对患者使用未经证明的干预措施。随后，应将这项干预措施视为研究对象，旨在评估其安全性和有效性。在任何情况下，新的信息都应该被记录下来，并且在恰当的时候使其为公众可知。

4. Declaration of Helsinki

Adopted by the 18th WMA General Assembly, Helsinki, Finland, June 1964 and amended by the:

29th WMA General Assembly, Tokyo, Japan, October 1975

35th WMA General Assembly, Venice, Italy, October 1983

41st WMA General Assembly, Hong Kong, September 1989

48th WMA General Assembly, Somerset West, Republic of South Africa, October 1996

52nd WMA General Assembly, Edinburgh, Scotland, October 2000

53rd WMA General Assembly, Washington DC, USA, October 2002 (Note of Clarification added)

55th WMA General Assembly, Tokyo, Japan, October 2004 (Note of Clarification added)

59th WMA General Assembly, Seoul, Republic of Korea, October 2008

64th WMA General Assembly, Fortaleza, Brazil, October 2013

Preamble

1) The World Medical Association (WMA) has developed the Declaration of Helsinki as a statement of ethical principles for medical research involving human subjects, including research on identifiable human material and data. The Declaration is intended to be read as a whole and each of its constituent paragraphs should be applied with consideration of all other relevant paragraphs.

2) Consistent with the mandate of the WMA, the Declaration is addressed primarily to physicians. The WMA encourages others who are involved in medical research involving human subjects to adopt these principles。

General principles

3) The Declaration of Geneva of the WMA binds the physician with the words, "The health of my patient will be my first consideration," and the International Code of Medical Ethics declares that, "A physician shall act in the patient's best interest when providing medical care."

4) It is the duty of the physician to promote and safeguard the health, well-being

and rights of patients, including those who are involved in medical research. The physician's knowledge and conscience are dedicated to the fulfillment of this duty.

5）Medical progress is based on research that ultimately must include studies involving human subjects.

6）The primary purpose of medical research involving human subjects is to understand the causes, development and effects of diseases and improve preventive, diagnostic and therapeutic interventions (methods, procedures and treatments). Even the best proven interventions must be evaluated continually through research for their safety, effectiveness, efficiency, accessibility and quality.

7）Medical research is subject to ethical standards that promote and ensure respect for all human subjects and protect their health and rights.

8）While the primary purpose of medical research is to generate new knowledge, this goal can never take precedence over the rights and interests of individual research subjects.

9）It is the duty of physicians who are involved in medical research to protect the life, health, dignity, integrity, right to self-determination, privacy, and confidentiality of personal information of research subjects. The responsibility for the protection of research subjects must always rest with the physician or other health care professionals and never with the research subjects, even though they have given consent.

10）Physicians must consider the ethical, legal and regulatory norms and standards for research involving human subjects in their own countries as well as applicable international norms and standards. No national or international ethical, legal or regulatory requirement should reduce or eliminate any of the protections for research subjects set forth in this Declaration.

11）Medical research should be conducted in a manner that minimises possible harm to the environment.

12）Medical research involving human subjects must be conducted only by individuals with the appropriate ethics and scientific education, training and qualifications. Research on patients or healthy volunteers requires the supervision of a competent and appropriately qualified physician or other health care professional.

13) Groups that are underrepresented in medical research should be provided appropriate access to participation in research.

14) Physicians who combine medical research with medical care should involve their patients in research only to the extent that this is justified by its potential preventive, diagnostic or therapeutic value and if the physician has good reason to believe that participation in the research study will not adversely affect the health of the patients who serve as research subjects.

15) Appropriate compensation and treatment for subjects who are harmed as a result of participating in research must be ensured.

Risk, burdens and benefits

16) In medical practice and in medical research, most interventions involve risks and burdens. Medical research involving human subjects may only be conducted if the importance of the objective outweighs the risks and burdens to the research subjects.

17) All medical research involving human subjects must be preceded by careful assessment of predictable risks and burdens to the individuals and groups involved in the research in comparison with foreseeable benefits to them and to other individuals or groups affected by the condition under investigation. Measures to minimise the risks must be implemented. The risks must be continuously monitored, assessed and documented by the researcher.

18) Physicians may not be involved in a research study involving human subjects unless they are confident that the risks have been adequately assessed and can be satisfactorily managed. When the risks are found to outweigh the potential benefits or when there is conclusive proof of definitive outcomes, physicians must assess whether to continue, modify or immediately stop the study.

Vulnerable groups and individuals

19) Some groups and individuals are particularly vulnerable and may have an increased likelihood of being wronged or of incurring additional harm. All vulnerable groups and individuals should receive specifically considered protection.

20) Medical research with a vulnerable group is only justified if the research is responsive to the health needs or priorities of this group and the research cannot be carried out in a non-vulnerable group. In addition, this group should stand to benefit from the knowledge, practices or interventions that result from the research.

Scientific Requirements and Research Protocols

21) Medical research involving human subjects must conform to generally accepted scientific principles, be based on a thorough knowledge of the scientific literature, other relevant sources of information, and adequate laboratory and, as appropriate, animal experimentation. The welfare of animals used for research must be respected.

22) The design and performance of each research study involving human subjects must be clearly described and justified in a research protocol. The protocol should contain a statement of the ethical considerations involved and should indicate how the principles in this Declaration have been addressed. The protocol should include information regarding funding, sponsors, institutional affiliations, potential conflicts of interest, incentives for subjects and information regarding provisions for treating and/or compensating subjects who are harmed as a consequence of participation in the research study. In clinical trials, the protocol must also describe appropriate arrangements for post-trial provisions.

Research Ethics Committees

23) The research protocol must be submitted for consideration, comment, guidance and approval to the concerned research ethics committee before the study begins. This committee must be transparent in its functioning, must

be independent of the researcher, the sponsor and any other undue influence and must be duly qualified. It must take into consideration the laws and regulations of the country or countries in which the research is to be performed as well as applicable international norms and standards but these must not be allowed to reduce or eliminate any of the protections for research subjects set forth in this Declaration. The committee must have the right to monitor ongoing studies. The researcher must provide monitoring information to the committee, especially information about any serious adverse events. No amendment to the protocol may be made without consideration and approval by the committee. After the end of the study, the researchers must submit a final report to the committee containing a summary of the study's findings and conclusions.

Privacy and Confidentiality

24) Every precaution must be taken to protect the privacy of research subjects and the confidentiality of their personal information.

Informed Consent

25) Participation by individuals capable of giving informed consent as subjects in medical research must be voluntary. Although it may be appropriate to consult family members or community leaders, no individual capable of giving informed consent may be enrolled in a research study unless he or she freely agrees.

26) In medical research involving human subjects capable of giving informed consent, each potential subject must be adequately informed of the aims, methods, sources of funding, any possible conflicts of interest, institutional affiliations of the researcher, the anticipated benefits and potential risks of the study and the discomfort it may entail, post-study provisions and any other relevant aspects of the study. The potential subject must be informed of the right to refuse to participate in the study or to withdraw consent to participate at any time without reprisal. Special attention should be given to the specific information needs of individual potential subjects as well as to

the methods used to deliver the information.

After ensuring that the potential subject has understood the information, the physician or another appropriately qualified individual must then seek the potential subject's freely-given informed consent, preferably in writing. If the consent cannot be expressed in writing, the non-written consent must be formally documented and witnessed. All medical research subjects should be given the option of being informed about the general outcome and results of the study.

27) When seeking informed consent for participation in a research study the physician must be particularly cautious if the potential subject is in a dependent relationship with the physician or may consent under duress. In such situations the informed consent must be sought by an appropriately qualified individual who is completely independent of this relationship.

28) For a potential research subject who is incapable of giving informed consent, the physician must seek informed consent from the legally authorised representative. These individuals must not be included in a research study that has no likelihood of benefit for them unless it is intended to promote the health of the group represented by the potential subject, the research cannot instead be performed with persons capable of providing informed consent, and the research entails only minimal risk and minimal burden.

29) When a potential research subject who is deemed incapable of giving informed consent is able to give assent to decisions about participation in research, the physician must seek that assent in addition to the consent of the legally authorized representative. The potential subject's dissent should be respected.

30) Research involving subjects who are physically or mentally incapable of giving consent, for example, unconscious patients, may be done only if the physical or mental condition that prevents giving informed consent is a necessary characteristic of the research group. In such circumstances the physician must seek informed consent from the legally authorized representa-

tive. If no such representative is available and if the research cannot be delayed, the study may proceed without informed consent provided that the specific reasons for involving subjects with a condition that renders them unable to give informed consent have been stated in the research protocol and the study has been approved by a research ethics committee. Consent to remain in the research must be obtained as soon as possible from the subject or a legally authorized representative.

31) The physician must fully inform the patient which aspects of their care are related to the research. The refusal of a patient to participate in a study or the patient's decision to withdraw from the study must never adversely affect the patient- physician relationship.

32) For medical research using identifiable human material or data, such as research on material or data contained in biobanks or similar repositories, physicians must seek informed consent for its collection, storage and/or reuse. There may be exceptional situations where consent would be impossible or impracticable to obtain for such research. In such situations the research may be done only after consideration and approval of a research ethics committee.

Use of Placebo

33) The benefits, risks, burdens and effectiveness of a new intervention must be tested against those of the best proven intervention (s), except in the following circumstances: Where no proven intervention exists, the use of placebo, or no intervention, is acceptable; or Where for compelling and scientifically sound methodological reasons the use of any intervention less effective than the best proven one, the use of placebo, or no intervention is necessary to determine the efficacy or safety of an intervention and the patients who receive any intervention less effective than the best proven one, placebo, or no intervention will not be subject to additional risks of serious or irreversible harm as a result of not receiving the best proven intervention. Extreme care must be taken to avoid abuse of this option.

Post-Trial Provisions

34）In advance of a clinical trial, sponsors, researchers and host country governments should make provisions for post-trial access for all participants who still need an intervention identified as beneficial in the trial. This information must also be disclosed to participants during the informed consent process.

Research Registration and Publication and Dissemination of Results

35）Every research study involving human subjects must be registered in a publicly accessible database before recruitment of the first subject.

36）Researchers, authors, sponsors, editors and publishers all have ethical obligations with regard to the publication and dissemination of the results of research. Researchers have a duty to make publicly available the results of their research on human subjects and are accountable for the completeness and accuracy of their reports. All parties should adhere to accepted guidelines for ethical reporting. Negative and inconclusive as well as positive results must be published or otherwise made publicly available. Sources of funding, institutional affiliations and conflicts of interest must be declared in the publication. Reports of research not in accordance with the principles of this Declaration should not be accepted for publication.

Unproven Interventions in Clinical Practice

37）In the treatment of an individual patient, where proven interventions do not exist or other known interventions have been ineffective, the physician, after seeking expert advice, with informed consent from the patient or a legally authorised representative, may use an unproven intervention if in the physician's judgement it offers hope of saving life, re-establishing health or alleviating suffering. This intervention should subsequently be made the object of research, designed to evaluate its safety and efficacy. In all cases, new information must be recorded and, where appropriate, made publicly available.

5. 《贝尔蒙特报告》

"涉及人类研究对象的伦理原则和指南"

(1979 年 4 月 18 日)

目录

A. 实践与研究的界限

B. 基本伦理原则

    1. 尊重人

    2. 有益

    3. 公正

C. 应用

    1. 知情同意

    2. 风险和受益评估

    3. 选择研究对象

科学研究产生了巨大的社会效益，也带来了一些令人不安的伦理问题。特别是在第二次世界大战期间，有关在生物医学试验中虐待受试者的报道引起了公众对这些问题的关注。在纽伦堡战争罪审判期间，法庭起草了《纽伦堡法典》。该法典是一套评判标准，以评判利用集中营囚犯做生物医学试验的医生和科学家。该法典成为后来许多法典的雏形，旨在确保研究人员以符合伦理道德的方式开展涉及人类受试者的研究。

这些法典由一些规则组成，有些是一般规则，有些是具体规则，用于指导研究人员或伦理审查人员，以便其开展工作。这些规则往往不足以涵盖复杂的情况，有时彼此会发生冲突，而且经常难以解释或应用。更广泛的伦理原则将为制定、批评和解释具体规则提供基础。

本报告确定了与涉及人类受试者研究相关的三项原则或一般规范性要求。其他原则也可能与此相关。不过，这三项原则较为全面，它应有助于科学家、受试者、审查人员和对此感兴趣的人了解涉及人类受试者的研究中固有的伦理问题。这些原则并不总能用于解决特定的伦理问题而不会引起争议。其目的是提供一个分析框架，指导解决涉及人类受试者的研究中出现的伦理问题。

该报告包括对研究与实践的区分、对三项基本伦理原则的讨论以及对这些原则应用的评论。

A 部分：实践与研究的界限

为了保护研究对象，我们必须区分生物医学和行为学研究与公认的医学实践，以便了解哪些活动应接受审查。研究与实践之间的区别之所以模糊不清，部分原因是两者经常同时出现（如旨在评估治疗方法的研究），还有部分原因在于"试验"和"研究"这两个术语没有仔细定义的情况下，与标准医学实践显著偏离的活动则通常被称为"试验"。

在大多数情况下，"实践"一词指的是干预措施，其目的只是为了提高患者个人的福祉，并且有合理的成功预期。医疗实践的目的是为特定的个人提供诊断、预防性治疗或干预。相比之下，"研究"一词是指一项活动，它旨在检验假设，得出结论，从而发展或促进可普遍化的知识（例如，以理论、原则和关系声明的形式表达）。研究通常以正式方案的形式进行描述，方案中规定了研究目标以及为达到该目标而设计的一系列程序。

当临床医生在很大程度上偏离了标准或公认的做法时，这种创新本身并不构成研究。一个程序是"试验性的"，即新的、未经测试的或与众不同的，并不能自动将其归入研究范畴。不过，这种全新的程序应尽早成为正式研究的对象，以确定其是否安全有效，例如，医疗实践委员会有责任将重大创新纳入正式研究项目中。

当研究旨在评估一种疗法的安全性和有效性时，研究和实践可以同时进行，这项活动需要伦理审查。一般规则是，如果活动中有任何研究元素，则该活动应接受伦理审查，以保护人类受试者。

B 部分：基本伦理原则

"基本伦理原则"为一般性判断，它可作为许多具体的伦理规定和人类行为评价的基本依据。在我们传统文化中，有三项基本原则被普遍接受，它们与涉及人的研究的伦理问题特别相关：尊重人、有益和公正原则。

1. 尊重人。该项原则至少包含两个伦理信念：第一，个人应被视为自主的行为主体；第二，自主性不足的人有权受到保护。因此，尊重人的原则分为两个独立的道德要求：承认自主性和保护自主性不足的人。

自主的个人是指有能力考虑个人目标并在这种考虑的指导下采取行动的个人。尊重自主权就是重视自主者经过深思熟虑的意见和选择，同时避免阻碍他们的行动，除非这些行动明显有损于他人。不尊重自主者的表现是指否定自主者经过深思熟虑的判断，剥夺个人根据这些经过深思熟虑的判断采取行动的自由，或者在没有令人信服的理由的情况下向个人隐瞒作出深思熟虑判断所必需的信息。

然而，并非每个人都有自决的能力。在人的一生中，自决能力会逐渐成熟，有些人会因为身体、精神疾病或严重限制自由的情况而完全或部分丧失这种能力。尊重未成年者和无行为能力者，可能需要在他们成年之前或无行为能力时对他们进行保护。

有些人需要特别的保护，甚至要将他们排除在可能对其造成伤害的活动之外；而另一些人则不需要什么保护，只需确保他们自由地开展活动，并让他们意识到可能产生的不利后果。保护的程度应取决于伤害的风险和受益的可能性。对任何缺乏自主能力判断的个人都应定期重新评估，并在不同情况下有所不同。

在大多数涉及人类受试者的研究中，对人的尊重要求受试者在自愿和充分知情的情况下参与研究，但在某些情况下，这一原则的适用并不明显。涉及囚犯作为研究对象的研究提供了一个具有启发性的例子。一方面，尊重人的原则似乎要求不剥夺囚犯自愿参与研究的机会；另一方面，在监狱环境里，他们可能会受到某种胁迫或不当的影响，参与他们原本不自愿参与的研究活动。尊重人的原则要求对囚犯加以保护，但究竟是让囚犯"自愿"还是"保护"他们，这是一个两难的问题。在大多数棘手的情况下，尊重人往往需要平衡尊重原则本身所产生的对立诉求。

2. 有益。 以合乎道德的方式对待人，不仅要尊重他们的决定，保护他们不受伤害，还要努力确保他们的福祉。这属于"有益"原则的范畴。通常，"有益"一词被理解为超越严格意义上的义务的仁慈或慈善行为。在本文件中，"有益"被理解为一种更强烈的义务。在这个意义上，有两条一般规则被制定为互补的"有益"行为表现：①不伤害；②尽可能增加可能的利益，尽可能减少可能的伤害。

希波克拉底誓言中的"不伤害"长期以来都是医学伦理的基本原则。克劳德·贝尔纳（Claude Bernard）将其延伸到研究领域，认为一个人不应该无视其他人可能获得的利益而去伤害他人。然而，即使是避免伤害，也需要了解什么是有害的，因为在获取这些信息的过程中，人们可能会面临伤害的风险。此外，希波克拉底誓言要求医生"根据自己的最佳判断"使患者受益，而要了解什么才是真正获益的知识，则可能需要冒风险。这些要求所带来的问题是，决定何时有理由不顾风险去寻求某些利益，何时应该因为风险而放弃获益。

有益义务既影响研究人员，也影响整个社会，因为它们既适用于特定的研究项目，也适用于整个研究事业。就特定项目而言，研究人员及其所在机构成员有义务预先考虑到研究可能带来的最大利益和最小风险。就一般科学研究而言，广大社会成员有义务认识到知识的进步以及新型医疗、心理治疗和社会发展可能带来的长期利益和风险。

在涉及人类受试者的许多研究领域中，有益原则通常都具有明确的合理性。涉及儿童的研究就是一个例子。治疗儿童疾病和促进儿童健康成长的有效方法所带来的益处证明了涉及儿童的研究是合理的——即使个别研究对象不是直接受益者。研究还可以避免因采用以前被接受的常规做法而可能造成的伤害，这些常规做法经仔细调查后发现是危险的。但是，有益原则的作用并不总是那么明确，例如，对于那些风险超过最低限度，但又不能立即给有关儿童带来直接利益的研究，仍然存在着棘手的伦理问题。有些人认为这种研究是不可接受的，而另一些人则指出，这种限制会排除许多将来有可能给儿童带来巨大利益的研究。在这里，与所有棘手的情况一样，"有益原则"所涵盖的不同主张可能会发生冲突，并迫使我们做出艰难的选择。

3. 公正。谁应该从研究中获益并承担其负担？这是一个"公平分配"或"应得"意义上的公正问题。当一个人应得的某些利益在没有充分理由的情况下被剥夺，或当某些负担被不适当地强加时，不公正就发生了。另一种理解公正原则的方式是，平等者应受到平等对待。然而，这种说法需要加以解释。谁是平等的？谁是不平等的？偏离平等分配的理由是什么？几乎所有的人都承认，基于经验、年龄、贫困、能力、功绩和地位的区别有时确实构成了在某些情况下为了某些目的区别对待的标准。因此，有必要解释一下人们在哪些方面应受到平等对待。关于分配负担和利益的公正方式，有几种广为接受的提法。每种提法都提到了一些相关的属性，据此分配负担和利益。这些表述分别是：①每个人平等分享；②根据个人需要分配；③根据个人努力分配；④根据社会贡献分配；⑤根据功绩分配。

长期以来，公正问题一直与惩罚、税收和政治代表权等社会实践相关联。直到最近，这些问题一般都与科学研究无关。然而，在最早关于人类受试者的研究伦理的思考中，就已经存在这些问题。例如，在 19 世纪和 20 世纪初，成为研究对象的负担主要落在了贫困患者身上，而改善医疗保健所带来的好处则主要流向了有支付能力的患者。后来，纳粹集中营利用非自愿的囚犯作为研究对象的做法被视为一种特别罪恶昭彰的不公正行为而受到谴责。在美国，20 世纪 40 年代，塔斯基吉梅毒研究利用处境不利的农村黑人男子来研究一种疾病的发病过程，而这种疾病绝非仅限于该人群。为了不中断研究项目，尽管相关治疗手段早已普及，这些研究对象依然被剥夺了获得治疗的机会。

在这一历史背景下，我们可以看到公正的概念是如何与涉及人类受试者的研究相关的。例如，需要对研究对象的选择进行仔细审查，以确定某些人（如急需福利的患者、特定种族和少数民族或被限制人员）是否仅仅因为其容易获得、其地位低下或其可操控性而被选择，而不是因为与所研究的问题直接相关的原因。最后，每当由公共资金支持的研究成果用于治疗设备和程序的开发时，公正性都要求这些设备和程序不能只为那些有支付能力的人提供好处，而且这些研究也不应过度涉及那些后续不太可能享用这些科研成果的人群。

C 部分：应用

将一般原则应用于研究工作，需要考虑以下要求：知情同意、风险/受益评估和研究对象的选择。

1. 知情同意。 尊重人的原则要求研究对象在有能力的情况下，有机会自己做出选择。只有符合知情同意的适当标准，才能向研究对象提供其参加研究的机会。

知情同意的重要性毋庸置疑，但对知情同意的性质及其实施可能性却存在争议，尽管如此，人们普遍认为同意过程包含三个要素：信息、理解和自愿。

信息。 大多数研究规则都规定了具体的披露项目，以确保受试者获得足够的信息。这些项目一般包括：研究程序、目的、风险和预期受益、替代程序（如涉及治疗），以及一份让受试者有机会提问和随时退出研究的声明。还有人建议增加其他项目，包括如何选择研究对象、研究负责人等。

然而，简单地罗列项目并不能回答这样一个问题：应该提供多少信息和哪类信息？其判断标准是什么？在医疗实践中经常引用的标准，即该领域或当地从业人员通常提供的信息，然而，这个标准是不充分的，因为研究恰恰是在不存在共识的情况下进行的。另一种标准目前在医疗过失法中很流行，它要求医生披露理性人希望知道的信息，以便他们对治疗做出自身的决定。这似乎也不够，因为研究对象本质上是一名志愿者，他可能比那些把自己交到临床医生手中接受必要治疗的患者更希望了解承担的无偿风险。也许应该提出一个"理性自愿者"标准：信息的范围和性质应该是这样的，即人们在知道该程序对他们的治疗既无必要，也不一定完全了解的情况下，由他们决定是否愿意参与进一步的科学研究。即使预期他们会直接受益，受试者也应清楚地了解风险的范围，并自愿参与研究。

如果将研究的某些相关方面告知受试者，可能会影响研究的有效性，那么就会出现征求同意的特殊问题。在许多情况下，只需向受试者说明他们被邀请参加研究的某些内容要到研究结束时才会披露。在所有涉及不完全披露信息的研究中，只有在下列情况下，这种研究才是合理的：①不完全披露信息对于实现研究目标确实是必要的；②未披露的信息不会给受试者带来超过最低限度的风险；③有充分的计划在适当的时候向受试者告知情况并向他们分享研究结果。绝不能为了取得受试者的合作而隐瞒有关风险，对于研究直接相关的问题，应始终给予真实的回答。应注意区分哪些情况下披露信息会破坏研究或使研究无效，哪些情况下披露信息只会给研究者带来不便。

理解。传递信息的方式和背景与信息本身同样重要。例如，以杂乱无章和快速的方式提供信息，给受试者考虑的时间太短，或减少受试者提问的机会，都可能对受试者做出知情同意的能力产生不利影响。

由于受试者的理解能力是智力、理性、成熟度和语言能力的综合，因此有必要根据受试者的能力来调整信息的表达方式。研究人员有责任确定受试者是否理解了信息。研究人员始终有义务确保有关受试者所面临风险的信息是完整的和能被充分理解的，但当风险更为严重时，这一义务应加重。有时，对受试者的理解能力进行一些口头或书面测试可能是合适的。

当理解能力受到严重限制时，例如，由于未成年或精神疾病，可能需要作出特别规定。每一类可能被视为无行为能力的对象（如婴幼儿、精神病患者、临终患者和昏迷者）都应根据其自身情况加以考虑。不过，即使是对这些人，也要求给他们机会，让他们在力所能及的范围内选择是否参与研究。应尊重这些受试者反对参与研究的意愿，除非研究为他们提供其他地方无法提供的治疗。尊重他人还要求征得其他方面的同意，以保护受试者不受伤害。因此，尊重这些人既要承认他们自己的意愿，也要利用第三方来保护他们不受伤害。

所选择的第三方应该是那些最有可能理解无行为能力人情况的人和代表其最佳利益的人。委托代理人应有机会在研究进行过程中观察研究对象的情况，以便为了研究对象最佳利益而让研究对象退出研究。

自愿。 只有在自愿的情况下，同意参与研究才是有效的同意。知情同意的这一要素要求对研究对象不存在胁迫和不当影响。胁迫是指一个人故意向另一个人发出伤害威胁，以取得对方的同意；与此相反，不当影响则是指提供过度的、无理的、不适当的或不正当的奖励或其他示好，以获得同意。此外，如果对象特别脆弱，通常可以接受的赠品也可能成为不当影响。

不合理的压力通常发生在权威或有影响力的人身上，特别是在可能涉及惩罚的情况下，他们会要求研究对象采取某种行动。然而，此类影响因素存在一个连续性，我们不可能准确地指出哪里是正当劝说的终点，哪里是不正当影响的起点。不当影响包括近亲属操纵当事人的选择，以及威胁当事人取消其应享有的医疗服务等行为。

2. 风险和受益评估。 评估风险和受益需要对相关数据进行仔细的排列组合，在某些情况下，还包括获得研究益处的其他方法。因此，评估既是收集有关拟研究项目系统和全面的信息的机会，也是一项责任。对研究者来说，这是审查拟研究项目设计是否合理的一种手段。对伦理审查委员会来说，评估是确定受试者面临的风险是否合理的一种方法。对于潜在的受试者来说，评估有助其决定是否参与研究。

风险与受益的性质和范围。 要求根据有利的风险/受益评估来证明研究是合理的，这与"受益原则"密切相关，正如获得知情同意的伦理要求主要源自"尊重人"的原则一样。"风险"一词是指发生伤害的可能性。然而，当使用"小风险"或"高风险"等表述时，它们通常（往往含糊不清）既指发生伤害的机会（概率），也指预期伤害的严重程度（幅度）。

研究中使用的"受益"一词指的是与健康或福祉有关的具有积极价值的东西。与"风险"不同，"受益"不是一个表达概率的术语。"风险"与"受益概率"相对应，"受益"与"危害"相对应，而不是与"危害风险"相对应。因此，所谓的"风险/受益评估"关注的是可能造成的损害和预期受益的概率和幅度大小。这需要考虑到多种可能的危害和受益，例如，心理伤害、身体伤害、法律伤害、社会伤害和经济伤害的风险以及相应的受益。虽然研究对象最有可能受到的伤害是心理或身体上的痛苦或伤害，但其他可能的伤害也不容忽视。

研究的风险和受益可能会影响受试者个人、受试者的家庭和整个社会（或社会中的特殊受试者群体）。以前的法典和联邦法规都要求，受试者所面临的风险必须小于受试者预期获得的利益（如有）和预期从研究中获得的知识所带来的利益之和。在权衡这些不同的因素时，直接影响研究对象的风险和受益通常会占特别重要的比重。另一方面，在某些情况下，只要研究对象的权利得到保护，研究对象以外的利益本身就足以证明研究中的风险是合理的。因此，"受益"要求我们防范研究对象受到伤害的风险，同时也要求我们关注放弃研究可能会造成巨大利益的损失。

对风险和受益的系统评估。 人们常说，必须"平衡"受益与风险，并显示出"有利的比值"。这些用语的模糊性使人们意识到作出精确判断的难度。只有在极少数情况下，才会使用定量技术来审查研究方案。不过，应尽可能对风险和受益进行系统、非武断分析。实现这一理想将要求那些就研究的合理性作出决定的人，在积累和评估有关研究各个方面的信息时要做到全面、系统地考虑其他选择。这一程序使研究的评估更加严谨和准确，同时使评审委员会成员与研究人员之间的沟通减少误解、错误信息和相互矛盾的判断。因此，首先应确定研究假设的有效性，然后应尽可能清晰地区分风险的性质、概率和大小。确定风险的方法应当明确，特别是在没有其他办法而只能使用小风险或轻微风险等模糊表述的情况下。还应根据已知事实或其他现有研究，确定研究者对损伤或获益概率的估计是否合理。

最后，在评估研究的合理性时，至少应考虑以下因素：①粗暴对待受试者或给予其非人道待遇在道义上是站不住脚的。②应将风险降低到实现研究目标所必需的程度。应确定事实上是否有必要使用人类受试者。风险也许永远无法完全消除，但往往可以通过仔细考虑其他方案来降低风险。③当研究涉及严重损害的重大风险时，伦理审查委员会应格外说明风险的合理性（通常应考虑受试者获益的可能性，或在极少数情况下，考虑参与者的明显自愿性）。④当脆弱人群参与研究时，应证明让他们参与研究是否合适。这种判断涉及许多变量，包括风险的性质和程度、所涉及特定人群的状况以及预期获益的性质和水平。⑤在知情同意过程所使用的文件和程序中，必须对相关的风险和获益进行详尽的说明。

3. 受试者的选择。正如尊重人的原则体现在征得同意的要求中，受益原则体现在风险/受益评估中，公正原则也产生了道德要求，即在选择研究对象时要有公平的程序和结果。

公正在两个层面上与选择研究对象有关：社会层面和个人层面。选择研究对象时的个人公正要求研究人员表现出公平性：研究人员不应该只向对他们有利的患者提供可能有益的研究，或者只选择"不受欢迎的人"进行有风险的研究。社会公正要求根据受试者的承受能力以及是否适宜给已经承受负担的人施加更多负担以区分应当和不应当参与任何特定类型研究的受试者类别。因此，可以认为，在选择研究对象类别（如先成人后儿童）和某些潜在研究对象类别（如被收容的精神脆弱者或囚犯）时有一个优先顺序，这些人只有在某些条件下才能作为研究对象参与研究，这是一个社会公正问题。

即使研究人员公平地选择了受试者，受试者在研究过程中也得到了公平的对待，但在选择受试者时也可能出现不公正现象。因此，不公正源于制度化的社会、种族、性别和文化偏见。因此，即使研究人员公平对待研究对象，即使伦理审查委员会注意确保在特定机构内公平选择研究对象，不公正的社会模式仍可能出现在研究负担和利益的总体分配中。虽然个别机构或研究人员可能无法解决其社会环境中普遍存在的问题，但他们可以在选择研究对象时考虑分配公正。

有些人，特别是被收容的人，由于体弱多病和所处的环境，已经在许多方面背上了沉重的包袱。当有人提议进行有风险的研究，而研究又不包括治疗内容时，应首先呼吁其他负担较轻的人群接受这些研究风险，除非研究与所涉人群的具体情况直接相关。此外，尽管用于研究的公共资金可能经常与用于卫生保健的公共资金流向相同，但如果我们让依赖于公共医疗的人群成为首选的研究对象，而更有权势的人群却成为受益者，这似乎是不公平的。

脆弱人群作为研究对象是造成不公正的一个特殊原因。某些群体，如少数民族、经济上处于不利地位的人、重病者和被收容的人，由于在进行研究的环境中随时可以找到他们，可能会不断被当作研究对象。鉴于他们的依赖性和经常受到影响的自愿同意能力，这些脆弱人群应该受到保护，以免仅仅为了管理上的方便，或者因为他们的疾病或社会经济条件容易被操纵而使其被动卷入研究。

6. THE BELMONT REPORT

Ethical Principles and Guidelines for Research Involving Human Subjects

April 18, 1979

Table of Contents

Scientific research has produced substantial social benefits. It has also posed some troubling ethical questions. Public attention was drawn to these questions by reported abuses of human subjects in biomedical experiments, especially during the Second World War. During the Nuremberg War Crime Trials, the Nuremberg code was drafted as a set of standards for judging physicians and scientists who had conducted biomedical experiments on concentration camp prisoners. This code became the prototype of many later codes intended to assure that research involving human subjects would be carried out in an ethical manner.

The codes consist of rules, some general, others specific, that guide the investigators or the reviewers of research in their work. Such rules often are inadequate to cover complex situations; at times they come into conflict, and they are frequently difficult to interpret or apply. Broader ethical principles will provide a basis on which specific rules may be formulated, criticized and interpreted.

Three principles, or general prescriptive judgments, that are relevant to research involving human subjects are identified in this statement. Other principles may also be relevant. These three are comprehensive, however, and are stated at a level of generalization that should assist scientists, subjects, reviewers and interested citizens to understand the ethical issues inherent in research involving human subjects. These principles cannot always be applied so as to resolve beyond dispute particular ethical problems. The objective is to provide an analytical framework that will guide the resolution of ethical problems arising from research involving human subjects.

This statement consists of a distinction between research and practice, a discussion of the three basic ethical principles, and remarks about the application of these principles.

Part A: Boundaries Between Practice & Research

A. Boundaries Between Practice and Research

It is important to distinguish between biomedical and behavioral research, on the one hand, and the practice of accepted therapy on the other, in order to know what activities ought to undergo review for the protection of human subjects of research. The distinction between research and practice is blurred partly because both often occur together (as in research designed to evaluate a therapy) and partly because notable departures from standard practice are often called "experimental" when the terms "experimental" and "research" are not carefully defined.

For the most part, the term "practice" refers to interventions that are designed solely to enhance the well-being of an individual patient or client and that have a reasonable expectation of success. The purpose of medical or behavioral practice is to provide diagnosis, preventive treatment or therapy to particular individuals. By contrast, the term "research" designates an activity designed to test an hypothesis, permit conclusions to be drawn, and thereby to develop or contribute to generalizable knowledge (expressed, for example, in theories, principles, and statements of relationships). Research is usually described in a formal protocol that sets forth an objective and a set of procedures designed to reach that objective.

When a clinician departs in a significant way from standard or accepted practice, the innovation does not, in and of itself, constitute research. The fact that a procedure is "experimental," in the sense of new, untested or different, does not automatically place it in the category of research. Radically new procedures of this description should, however, be made the object of formal research at an early stage in order to determine whether they are safe and effective. Thus, it is the responsibility of medical practice committees, for example, to insist that a major innovation be incorporated into a formal research project.

Research and practice may be carried on together when research is designed to evaluate the safety and efficacy of a therapy. This need not cause any confusion regarding whether or not the activity requires review; the general rule is that if there is any element of research in an activity, that activity should undergo review for the protection of human subjects.

Part B: Basic Ethical Principles

B. Basic Ethical Principles

The expression "basic ethical principles" refers to those general judgments that serve as a basic justification for the many particular ethical prescriptions and evaluations of human actions. Three basic principles, among those generally accepted in our cultural tradition, are particularly relevant to the ethics of research involving human subjects: the principles of respect of persons, beneficence and justice.

1. Respect for Persons. —Respect for persons incorporates at least two ethical convictions: first, that individuals should be treated as autonomous agents, and second, that persons with diminished autonomy are entitled to protection. The principle of respect for persons thus divides into two separate moral requirements: the requirement to acknowledge autonomy and the requirement to protect those with diminished autonomy.

An autonomous person is an individual capable of deliberation about personal goals and of acting under the direction of such deliberation. To respect autonomy is to give weight to autonomous persons' considered opinions and choices while refraining from obstructing their actions unless they are clearly detrimental to others. To show lack of respect for an autonomous agent is to repudiate that person's considered judgments, to deny an individual the freedom to act on those considered judgments, or to withhold information necessary to make a considered judgment, when there are no compelling reasons to do so.

However, not every human being is capable of self-determination. The capacity for self-determination matures during an individual's life, and some individuals lose this capacity wholly or in part because of illness, mental disability, or circumstances that severely restrict liberty. Respect for the immature and the incapacitated may require protecting them as they mature or while they are incapacitated.

Some persons are in need of extensive protection, even to the point of excluding them from activities which may harm them; other persons require little protection beyond making sure they undertake activities freely and with awareness of possible adverse consequence. The extent of protection afforded should depend upon the risk of harm and the likelihood of benefit. The judgment that any individual lacks autonomy should be periodically reevaluated and will vary in different situations.

In most cases of research involving human subjects, respect for persons demands that subjects enter into the research voluntarily and with adequate information. In some situations, however, application of the principle is not obvious. The involvement of prisoners as subjects of research provides an instructive example. On the one hand, it would seem that the principle of respect for persons requires that prisoners not be deprived of the opportunity to volunteer for research. On the other hand, under prison conditions they may be subtly coerced or unduly influenced to engage in research activities for which they would not otherwise volunteer. Respect for persons would then dictate that prisoners be protected. Whether to allow prisoners to "volunteer" or to "protect" them presents a dilemma. Respecting persons, in most hard cases, is often a matter of balancing competing claims urged by the principle of respect itself.

2. Beneficence. —Persons are treated in an ethical manner not only by respecting their decisions and protecting them from harm, but also by making efforts to secure their well-being. Such treatment falls under the principle of beneficence. The term "beneficence" is often understood to cover acts of kindness or charity that go beyond strict obligation. In this document, beneficence is understood in a stronger sense, as an obligation. Two general rules have been formulated as complementary expressions of beneficent actions in this sense: (1) do not harm and (2) maximize possible benefits and minimize possible harms.

The Hippocratic maxim "do no harm" has long been a fundamental principle of medical ethics. Claude Bernard extended it to the realm of research, saying that one should not injure one person regardless of the benefits that might come to others. However, even avoiding harm requires learning what is harmful; and, in the process of obtaining this information, persons may be exposed to risk of harm. Further, the Hippocratic Oath requires physicians to benefit their patients "according to their best judgment." Learning what will in fact benefit may require exposing persons to risk. The problem posed by these imperatives is to decide when it is justifiable to seek certain benefits despite the risks involved, and when the benefits should be foregone because of the risks.

The obligations of beneficence affect both individual investigators and society at large, because they extend both to particular research projects and to the entire enterprise of research. In the case of particular projects, investigators and members of their institutions are obliged to give forethought to the maximization of benefits and the reduction of risk that might occur from the research investigation. In the case of scientific research in general, members of the larger society are obliged to recognize the longer term benefits and risks that may result from the improvement of knowledge and from the development of novel medical, psychotherapeutic, and social procedures.

The principle of beneficence often occupies a well-defined justifying role in many areas of research involving human subjects. An example is found in research involving children. Effective ways of treating childhood diseases and fostering healthy development are benefits that serve to justify research involving children--even when individual research subjects are not direct beneficiaries. Research also makes it possible to avoid the harm that may result from the application of previously accepted routine practices that on closer investigation turn out to be dangerous. But the role of the principle of beneficence is not always so unambiguous. A difficult ethical problem remains，for example，about research that presents more than minimal risk without immediate prospect of direct benefit to the children involved. Some have argued that such research is inadmissible，while others have pointed out that this limit would rule out much research promising great benefit to children in the future. Here again，as with all hard cases，the different claims covered by the principle of beneficence may come into conflict and force difficult choices.

3. Justice. Who ought to receive the benefits of research and bear its burdens? This is a question of justice，in the sense of "fairness in distribution" or "what is deserved." An injustice occurs when some benefit to which a person is entitled is denied without good reason or when some burden is imposed unduly. Another way of conceiving the principle of justice is that equals ought to be treated equally. However，this statement requires explication. Who is equal and who is unequal? What considerations justify departure from equal distribution? Almost all commentators allow that distinctions based on experience，age，deprivation，competence，merit and position do sometimes constitute criteria justifying differential treatment for certain purposes. It is necessary，then，to explain in what respects people should be treated equally. There are several widely accepted formulations of just ways to distribute burdens and benefits. Each formulation mentions some relevant property on the basis of which burdens and benefits should be distributed. These formulations are (1) to each person an equal share，(2) to each person according to individual need，(3) to each person according to individual effort，(4) to each person according to societal contribution，and (5) to each person according to merit.

Questions of justice have long been associated with social practices such as punishment, taxation and political representation. Until recently these questions have not generally been associated with scientific research. However, they are foreshadowed even in the earliest reflections on the ethics of research involving human subjects. For example, during the 19th and early 20th centuries the burdens of serving as research subjects fell largely upon poor ward patients, while the benefits of improved medical care flowed primarily to private patients. Subsequently, the exploitation of unwilling prisoners as research subjects in Nazi concentration camps was condemned as a particularly flagrant injustice. In this country, in the 1940's, the Tuskegee syphilis study used disadvantaged, rural black men to study the untreated course of a disease that is by no means confined to that population. These subjects were deprived of demonstrably effective treatment in order not to interrupt the project, long after such treatment became generally available.

Against this historical background, it can be seen how conceptions of justice are relevant to research involving human subjects. For example, the selection of research subjects needs to be scrutinized in order to determine whether some classes (e. g., welfare patients, particular racial and ethnic minorities, or persons confined to institutions) are being systematically selected simply because of their easy availability, their compromised position, or their manipulability, rather than for reasons directly related to the problem being studied. Finally, whenever research supported by public funds leads to the development of therapeutic devices and procedures, justice demands both that these not provide advantages only to those who can afford them and that such research should not unduly involve persons from groups unlikely to be among the beneficiaries of subsequent applications of the research.

Part C: Applications

C. Applications

Applications of the general principles to the conduct of research leads to consideration of the following requirements: informed consent, risk/benefit assessment, and the selection of subjects of research.

1. Informed Consent. Respect for persons requires that subjects, to the degree that they are capable, be given the opportunity to choose what shall or shall not happen to them. This opportunity is provided when adequate standards for informed consent are satisfied.

While the importance of informed consent is unquestioned, controversy prevails over the nature and possibility of an informed consent. Nonetheless, there is widespread agreement that the consent process can be analyzed as containing three elements: information, comprehension and voluntariness.

Information. Most codes of research establish specific items for disclosure intended to assure that subjects are given sufficient information. These items generally include: the research procedure, their purposes, risks and anticipated benefits, alternative procedures (where therapy is involved), and a statement offering the subject the opportunity to ask questions and to withdraw at any time from the research. Additional items have been proposed, including how subjects are selected, the person responsible for the research, etc.

However, a simple listing of items does not answer the question of what the standard should be for judging how much and what sort of information should be provided. One standard frequently invoked in medical practice, namely the information commonly provided by practitioners in the field or in the locale, is inadequate since research takes place precisely when a common understanding does not exist. Another standard, currently popular in malpractice law, requires the practitioner to reveal the information that reasonable persons would wish to know in order to make a decision regarding their care. This, too, seems insufficient since the research subject, being in essence a volunteer, may wish to know considerably more about risks gratuitously undertaken than do patients who deliver themselves into the hand of a clinician for needed care. It may be that a standard of "the reasonable volunteer" should be proposed: the extent and nature of information should be such that persons, knowing that the procedure is neither necessary for their care nor perhaps fully understood, can decide whether they wish to participate in the furthering of knowledge. Even when some direct benefit to them is anticipated, the subjects should understand clearly the range of risk and the voluntary nature of participation.

A special problem of consent arises where informing subjects of some pertinent aspect of the research is likely to impair the validity of the research. In many cases, it is sufficient to indicate to subjects that they are being invited to participate in research of which some features will not be revealed until the research is concluded. In all cases of research involving incomplete disclosure, such research is justified only if it is clear that (1) incomplete disclosure is truly necessary to accomplish the goals of the research, (2) there are no undisclosed risks to subjects that are more than minimal, and (3) there is an adequate plan for debriefing subjects, when appropriate, and for dissemination of research results to them. Information about risks should never be withheld for the purpose of eliciting the cooperation of subjects, and truthful answers should always be given to direct questions about the research. Care should be taken to distinguish cases in which disclosure would destroy or invalidate the research from cases in which disclosure would simply inconvenience the investigator.

Comprehension. The manner and context in which information is conveyed is as important as the information itself. For example, presenting information in a disorganized and rapid fashion, allowing too little time for consideration or curtailing opportunities for questioning, all may adversely affect a subject's ability to make an informed choice.

Because the subject's ability to understand is a function of intelligence, rationality, maturity and language, it is necessary to adapt the presentation of the information to the subject's capacities. Investigators are responsible for ascertaining that the subject has comprehended the information. While there is always an obligation to ascertain that the information about risk to subjects is complete and adequately comprehended, when the risks are more serious, that obligation increases. On occasion, it may be suitable to give some oral or written tests of comprehension.

Special provision may need to be made when comprehension is severely limited--for example，by conditions of immaturity or mental disability. Each class of subjects that one might consider as incompetent （e. g. ，infants and young children，mentally disable patients，the terminally ill and the comatose） should be considered on its own terms. Even for these persons，however，respect requires giving them the opportunity to choose to the extent they are able，whether or not to participate in research. The objections of these subjects to involvement should be honored，unless the research entails providing them a therapy unavailable elsewhere. Respect for persons also requires seeking the permission of other parties in order to protect the subjects from harm. Such persons are thus respected both by acknowledging their own wishes and by the use of third parties to protect them from harm.

The third parties chosen should be those who are most likely to understand the incompetent subject's situation and to act in that person's best interest. The person authorized to act on behalf of the subject should be given an opportunity to observe the research as it proceeds in order to be able to withdraw the subject from the research，if such action appears in the subject's best interest.

Voluntariness. An agreement to participate in research constitutes a valid consent only if voluntarily given. This element of informed consent requires conditions free of coercion and undue influence. Coercion occurs when an overt threat of harm is intentionally presented by one person to another in order to obtain compliance. Undue influence，by contrast，occurs through an offer of an excessive，unwarranted，inappropriate or improper reward or other overture in order to obtain compliance. Also，inducements that would ordinarily be acceptable may become undue influences if the subject is especially vulnerable.

Unjustifiable pressures usually occur when persons in positions of authority or commanding influence--especially where possible sanctions are involved--urge a course of action for a subject. A continuum of such influencing factors exists， however, and it is impossible to state precisely where justifiable persuasion ends and undue influence begins. But undue influence would include actions such as manipulating a person's choice through the controlling influence of a close relative and threatening to withdraw health services to which an individual would otherwise be entitled.

2. Assessment of Risks and Benefits. —The assessment of risks and benefits requires a careful arrayal of relevant data, including, in some cases, alternative ways of obtaining the benefits sought in the research. Thus, the assessment presents both an opportunity and a responsibility to gather systematic and comprehensive information about proposed research. For the investigator, it is a means to examine whether the proposed research is properly designed. For a review committee, it is a method for determining whether the risks that will be presented to subjects are justified. For prospective subjects, the assessment will assist the determination whether or not to participate.

The Nature and Scope of Risks and Benefits. The requirement that research be justified on the basis of a favorable risk/benefit assessment bears a close relation to the principle of beneficence, just as the moral requirement that informed consent be obtained is derived primarily from the principle of respect for persons. The term "risk" refers to a possibility that harm may occur. However, when expressions such as "small risk" or "high risk" are used, they usually refer (often ambiguously) both to the chance (probability) of experiencing a harm and the severity (magnitude) of the envisioned harm.

The term "benefit" is used in the research context to refer to something of positive value related to health or welfare. Unlike, "risk," "benefit" is not a term that expresses probabilities. Risk is properly contrasted to probability of benefits, and benefits are properly contrasted with harms rather than risks of harm. Accordingly, so-called risk/benefit assessments are concerned with the probabilities and magnitudes of possible harm and anticipated benefits. Many kinds of possible harms and benefits need to be taken into account. There are, for example, risks of psychological harm, physical harm, legal harm, social harm and economic harm and the corresponding benefits. While the most likely types of harms to research subjects are those of psychological or physical pain or injury, other possible kinds should not be overlooked.

Risks and benefits of research may affect the individual subjects, the families of the individual subjects, and society at large (or special groups of subjects in society). Previous codes and Federal regulations have required that risks to subjects be outweighed by the sum of both the anticipated benefit to the subject, if any, and the anticipated benefit to society in the form of knowledge to be gained from the research. In balancing these different elements, the risks and benefits affecting the immediate research subject will normally carry special weight. On the other hand, interests other than those of the subject may on some occasions be sufficient by themselves to justify the risks involved in the research, so long as the subjects' rights have been protected. Beneficence thus requires that we protect against risk of harm to subjects and also that we be concerned about the loss of the substantial benefits that might be gained from research.

The Systematic Assessment of Risks and Benefits. It is commonly said that benefits and risks must be "balanced" and shown to be "in a favorable ratio. " The metaphorical character of these terms draws attention to the difficulty of making precise judgments. Only on rare occasions will quantitative techniques be available for the scrutiny of research protocols. However, the idea of systematic, nonarbitrary analysis of risks and benefits should be emulated insofar as possible. This ideal requires those making decisions about the justifiability of research to be thorough in the accumulation and assessment of information about all aspects of the research, and to consider alternatives systematically. This procedure renders the assessment of research more rigorous and precise, while making communication between review board members and investigators less subject to misinterpretation, misinformation and conflicting judgments. Thus, there should first be a determination of the validity of the presuppositions of the research; then the nature, probability and magnitude of risk should be distinguished with as much clarity as possible. The method of ascertaining risks should be explicit, especially where there is no alternative to the use of such vague categories as small or slight risk. It should also be determined whether an investigator's estimates of the probability of harm or benefits are reasonable, as judged by known facts or other available studies.

Finally, assessment of the justifiability of research should reflect at least the following considerations: (i) Brutal or inhumane treatment of human subjects is never morally justified. (ii) Risks should be reduced to those necessary to achieve the research objective. It should be determined whether it is in fact necessary to use human subjects at all. Risk can perhaps never be entirely eliminated, but it can often be reduced by careful attention to alternative procedures. (iii) When research involves significant risk of serious impairment, review committees should be extraordinarily insistent on the justification of the risk (looking usually to the likelihood of benefit to the subject-or, in some rare cases, to the manifest voluntariness of the participation). (iv) When vulnerable populations are involved in research, the appropriateness of involving them should itself be demonstrated. A number of variables go into such judgments, including the nature and degree of risk, the condition of the particular population involved, and the nature and level of the anticipated benefits. (v) Relevant risks and benefits must be thoroughly arrayed in documents and procedures used in the informed consent process.

3. Selection of Subjects. -Just as the principle of respect for persons finds expression in the requirements for consent, and the principle of beneficence in risk/benefit assessment, the principle of justice gives rise to moral requirements that there be fair procedures and outcomes in the selection of research subjects.

Justice is relevant to the selection of subjects of research at two levels: the social and the individual. Individual justice in the selection of subjects would require that researchers exhibit fairness: thus, they should not offer potentially beneficial research only to some patients who are in their favor or select only "undesirable" persons for risky research. Social justice requires that distinction be drawn between classes of subjects that ought, and ought not, to participate in any particular kind of research, based on the ability of members of that class to bear burdens and on the appropriateness of placing further burdens on already burdened persons. Thus, it can be considered a matter of social justice that there is an order of preference in the selection of classes of subjects (e. g. , adults before children) and that some classes of potential subjects (e. g. , the institutionalized mentally infirm or prisoners) may be involved as research subjects, if at all, only on certain conditions.

Injustice may appear in the selection of subjects, even if individual subjects are selected fairly by investigators and treated fairly in the course of research. Thus injustice arises from social, racial, sexual and cultural biases institutionalized in society. Thus, even if individual researchers are treating their research subjects fairly, and even if IRBs are taking care to assure that subjects are selected fairly within a particular institution, unjust social patterns may nevertheless appear in the overall distribution of the burdens and benefits of research. Although individual institutions or investigators may not be able to resolve a problem that is pervasive in their social setting, they can consider distributive justice in selecting research subjects.

Some populations, especially institutionalized ones, are already burdened in many ways by their infirmities and environments. When research is proposed that involves risks and does not include a therapeutic component, other less burdened classes of persons should be called upon first to accept these risks of research, except where the research is directly related to the specific conditions of the class involved. Also, even though public funds for research may often flow in the same directions as public funds for health care, it seems unfair that populations dependent on public health care constitute a pool of preferred research subjects if more advantaged populations are likely to be the recipients of the benefits.

One special instance of injustice results from the involvement of vulnerable subjects. Certain groups, such as racial minorities, the economically disadvantaged, the very sick, and the institutionalized may continually be sought as research subjects，owing to their ready availability in settings where research is conducted. Given their dependent status and their frequently compromised capacity for free consent，they should be protected against the danger of being involved in research solely for administrative convenience，or because they are easy to manipulate as a result of their illness or socioeconomic condition.